Das Bodybuilding Kochbuch
101 Rezepte und mehr

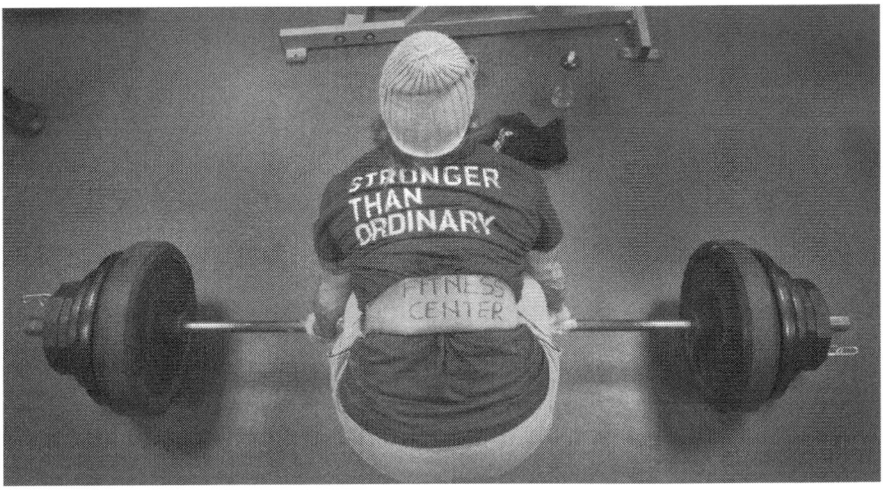

von Body Experts

Inhalt

Das Bodybuilding Kochbuch - 101 Rezepte und mehr

Beim Bodybuilding und in der Welt der Fitness Experten spielt nicht nur das ideal abgestimmte Training, sondern auch die Ernährung eine wichtige Rolle. Egal ob blutiger Anfänger oder erfahrener Sportler, stets dreht sich alles um Fettabbau, Muskelaufbau, Kraft und Ausdauer. Gerade bei der Ernährung gibt es auch heute noch viele Defizite, da Sporternährung auf Dauer langweilig und eintönig wird. Damit die Motivation nicht sinkt haben wir neben tollen Tipps und Tricks 101 leckere, gesunde und abwechslungsreiche Rezepte für Dich vorbereitet. Durch die Nährwertangaben hast Du Deinen Tagesumsatz ständig im Auge und kannst Deinen Speiseplan individuell auf Deinen Trainingsplan abstimmen. Durch die Zeitangaben für die Zubereitung weißt Du auch immer ganz genau, wie viel Zeit Du in der Küche einplanen musst. Wir haben leichte und schnelle Easy Meals und raffinierte Hauptmahlzeiten für Dich vorbereitet, ebenso wie leckere Nachspeisen, Kuchen, Desserts, Brot und Riegel, die Du bequem zu Hause zaubern kannst. Natürlich dürfen auch gesunde Smoothies und Shakes nicht fehlen, die gerade nach dem Training extrem wichtig sind. So gut gerüstet kann einem langfristigen Erfolg nichts mehr im Wege stehen.

Zeit für Veränderung - die Erstellung eines Trainingsplans

Wer Bodybuilding oder Fitness betreiben möchte, hat natürlich ein großes Ziel vor Augen. Der Körper soll sich positiv verändern, Fett soll abgebaut werden, die Muskelmasse soll wachsen und der Körper schön definiert wirken. Zu Beginn steht nun die Kalorien-Bilanz auf dem Kontrollpunkt. Um langfristig und dauerhaft abzunehmen muss Dein Kalorienverbrauch täglich um 500 kcal bis 1000 kcal höher sein, als Du mit der Nahrung aufnimmst. So wird Körperfett verbrannt und Muskelmasse angesetzt. Um dem Verlust von Muskelmasse während der Diät entgegen zu wirken, haben alle unsere Gerichte einen hohen Anteil an Eiweiß. Auch verraten wir Dir, wie Du Deinen Proteinhaushalt mit schmackhaften Shakes hoch halten kannst.

Neben der richtigen Ernährung und dem ausgeklügelten Trainingsplan ist es auch wichtig, gerade in der Trainingsphase ausreichend zu trinken. Als Faustregel solltest Du Dir merken, pro 20 kg Körpergewicht musst Du 1 Liter Wasser trinken. So scheidest Du Giftstoffe aus, entlastest Deine Nieren und bringst den Stoffwechsel so richtig in Schwung. Wasser hält Dich auch fit und spenden Energie und Antriebskraft.

Die Ernährung auf den eigenen Bedarf abstimmen

Pro Kilogramm Körpergewicht solltest Du nun 2 Gramm Protein zu Dir nehmen. Wenn Du zusätzliches Ausdauertraining machst muss der Eiweißgehalt in Deiner Nahrung sogar 2,5 Gramm pro Kilogramm Körpergewicht betragen.

Wichtig sind auch tägliche Gewichtskontrollen und wöchentliches Messen des Körperfettes. Nur durch konsequentes Observieren hast Du Deinen Erfolg ständig vor Augen und kannst auch sofort eingreifen, falls sich irgendwas nicht in die gewünschte Richtung entwickelt. So kannst Du schnell Deinen Kalorienumsatz anpassen, weniger Kohlenhydrate oder auch mehr Proteine zu Dir nehmen.
Wichtig ist auch, dass Du Dich an Deinen Trainings,- und Ernährungsplan hältst. Regelmäßiges Essen ist gerade in der Trainingsphase sehr wichtig. Auch sollst Du nicht vergessen, Deinen Körper ausreichend mit Omega3 Fettsäuren und Omega6 Fettsäuren zu versorgen. Diese sind wichtig für Deine Energie und helfen dabei, den Hormonhaushalt im Gleichgewicht zu halten. Um den Stoffwechsel in Schwung zu halten musst Du Carb Cycling betreiben. Zwischen No Carb, Low Carb und Refeed Tagen arbeitet Dein Körper ständig auf Hochtouren und der Stoffwechsel kommt nicht dazu einzuschlafen.

Auch Aminosäuren spielen eine wichtige Rolle bei der Bodybuilding und Fitness Ernährung. Aminosäuren sind die Grundbausteine der Proteine und für den Aufbau von Zellen, Gewebe und eben auch Muskeln verantwortlich. Auch unterstützen Aminosäuren die Sehnen und Arterien in ihrer Funktion. Gerade nach dem Training gelangen die Aminosäuren in Form von Eiweiß Shakes schnell ins Blut über und aktivieren so den Prozess zur Regeneration. Mit den abwechslungsreiche Eiweiß Shakes mit Whey Pulver bringst Du Abwechslung in Deinen Speiseplan.

Auch wenn Du abnehmen willst, und Körperfett verlieren möchtest, darfst Du auch während der Diät nicht auf Fett verzichten. Du sollst aber auf jeden Fall zu hochwertigen und gesunden Fetten und Ölen greifen. Olivenöl, Kokosöl, fetter Fisch und zum Beispiel Avokados sind tolle Fettlieferanten.

Auf Kohlenhydrate darf ebenfalls nicht verzichtet werden. Gute Kohlenhydrate halten Deinen Blutzucker-Spiegel stabil. Diese guten Kohlenhydrate sind in Gemüse, Kartoffeln und in Naturreis zu finden. Während des Trainings solltest Du an Deinen Carb-Tagen 2 Gramm Kohlenhydrate pro Kilogramm Körpergewicht zu Dir nehmen. Achte aber darauf, dass Du weißes Mehl, Nudeln und weißen Reis weitgehend meidest. Mit etwas Disziplin aber verwandelst Du Deinen Körper rasch, und kleine Erfolge sind sehr rasch zu erkennen.

Fitness und Training - im Studio oder zu Hause

Egal ob Du in den eigenen vier Wänden trainierst, oder dazu ins Studio gehst, stets steht am Beginn ein Trainingsplan. Der Zeitfaktor spielt dabei natürlich eine wichtige Rolle. Der gesamte Trainingsplan baut darauf auf, an wie vielen Tagen Du Zeit zum Trainieren hast. Für Anfänger steht ein ausgewogenes Ganzkörper-Training im Vordergrund. Hier wird in zwei Sätzen mit 12 bis 15 Wiederholungen alle Körperpartien trainiert. Beinpresse, Ausfallschritt, Beincurl, Wadenhebung, Squads, Training mit Langhanteln und Kurzhantel für den Bizeps und den Trizeps, Sit-ups, Liegestütze und Bankdrücken ergeben ein rundes Programm für Anfänger. Wer drei Mal pro Woche trainieren kann und es sogar schafft, zweimal pro Woche zusätzlich laufen zu gehen, der wird, gepaart mit der richtigen Ernährung einen raschen Erfolg auf der Waage und im Spiegel bemerken.

Für Fortgeschrittene Bodybuilder stellt sich die Frage nach einem 3-er Split oder einem 4-er Split. Beim 3-er Split werden an drei unterschiedlichen Trainingstagen verschiedene Muskelpartien trainiert. Durch die hohen Trainingsreize werden Muskeln, Gelenke und Sehnen sehr beansprucht, und blutige Anfänger sollten zuerst für etwa vier Monate ein konsequentes Ganzkörpertraining absolvieren, bevor sie zu dieser Methode übergehen.

Ein 4-er Split ist optimal für alle, die in ihrem Erfolg etwas stagnieren. Hier wird an 4 Tagen trainiert. An jedem Tag steht eine andere Körperzone im Mittelpunkt. Am besten werden die Trainingseinheiten wie folgt eingeteilt:

- Trainingstag 1: Brust und Bizeps
- Trainingstag 2: Rücken und Trizeps
- Trainingstag 3: Bauch und Beine
- Trainingstag 4: Schultern

Dieses Training findet zum Beispiel Montag und Dienstag statt, Mittwoch wird pausiert, Donnerstag und Freitag folgen Trainingstag 3 und 4 und Samstag und Sonntag sind wieder als Ruhetage gedacht.

Cardio und Ausdauertraining

Um den Stoffwechsel und die Fettverbrennung so richtig anzukurbeln kommst Du an Cardio Training nicht vorbei. Ausdauertraining kannst Du sowohl im Freien, als auch Indoor praktizieren. Ob Rad fahren, laufen oder schwimmen such Dir Deine Sportart aus, die Dir am besten zusagt. Cardio Training ist wichtig für Deinen Her,- Kreislauf, bringt den Stoffwechsel in Schwung und ist auch wichtig für eine gute Schlaf-Regeneration. Für Cardio Training hast Du auch zwei tolle Möglichkeiten, die sich schnell absolvieren lassen:

Das HIT-Training dauert nur 20 Minuten und ist genauso effektiv wie ein vergleichsweise ähnliches, 30-minütiges Training. Hier werden die Übungen stets 30 Sekunden schnell und 90 Sekunden im Normaltempo absolviert. Durch diese Variation bringst Du Deinen Puls in einem optimalen Verbrennungsbereich.

Das beliebte und zur Zeit besonders angesagte Tabata Training verbindet schnelles Training mit Ruhephasen. Für 30 Sekunden wird in hohem Tempo trainiert und es folgen 15 Sekunden Ruhepause. Für am besten 20 Minuten werden nun Kniebeugen, Strecksprünge, Squads und Jumping Jacks absolviert. Tabata Training ist aber auch optimal für alle, die nur sehr wenig Zeit für ihr Cardio Programm haben. Bereits 4 Minuten täglich zeigen ihre Wirkung.

Fazit bevor wir zu den Rezepten kommen

Dein täglicher Kalorienverbrauch muss über den zu Dir genommenen Kalorien liegen. Um die Kalorienbilanz ständig im Auge zu haben empfehlen sich Apps wie myfitnesspal. Achte auf Deine Ernährung und passe Deinen Menüplan Deinem eigenen Körper an. Ohne Proteine ist kein Muskelaufbau möglich, und Deine Ernährung sollte sich aus guten Fetten, Eiweißen und Kohlenhydraten zusammensetzen. Während der Aufbauphase solltest Du zwischen 1,5 Gramm und 2 Gramm Proteine zu Dir nehmen und während der Diät auf 2 Gramm bis 2,5 Gramm Eiweiß pro Kilogramm Körpergewicht steigern. Vergiss nie, Deinen Ernährungsplan auch Deinem tatsächlichen Gewicht anzupassen. Greife zu Nahrungsergänzungsmitteln wie Whey Pulver, Kreatin, Omega3 Fettsäuren, Vitamin D3 und Astaxanthin, halte Dich konsequent an Deinen Trainingsplan und richte Dir auch fixe Zeiten zum Essen ein. Ausreichend Schlaf und Wasser sorgen dafür, dass Deine Ziele in greifbare Nähe rücken.

101 Fitness Rezepte für Deinen abwechslungsreiche Speiseplan

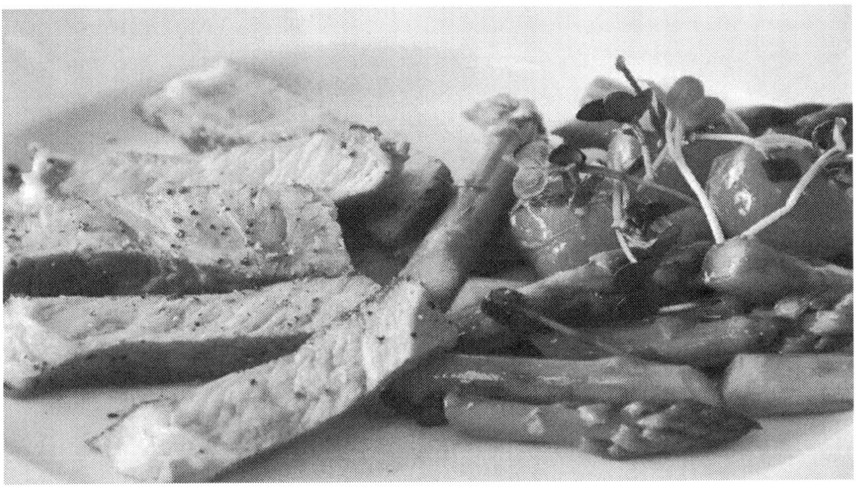

Wir beginnen mit tollen, sogenannten Easy Meals. Diese schmackhaften und gesunden Hauptmahlzeiten sind im Handumdrehen zubereitet und unterstützen Dich optimal bei Deinem Vorhaben. Sie versorgen den Körper mit ausreichend Proteinen, Fetten und Kohlenhydraten.

Bevor Du nun aber mit Deinem Training und der Diät beginnst, solltest Du alle wichtigen Zutaten einkaufen. Neben Fleisch, Fisch und Meeresfrüchten sind Kartoffeln ein absolutes Muss. Sie haben nicht nur gesunde Kohlenhydrate, sondern versorgen Deinen Körper auch mit wichtigen Mineralstoffen und essentiellen Aminosäuren. Zwiebel, Brokkoli, Knoblauch, Blumenkohl, Gurken, Salat und Obst dürfen auch im Einkaufskorb landen. Reis solltest Du ausschließlich den braunen Naturreis verwenden und wenn Du Nudeln essen willst, dann ebenfalls nur Vollkornnudeln. Mehl und Zucker sind ein Tabu und auch Alkohol hat während Deiner Diät nichts zu suchen. Zum Frühstück kannst Du Dir neben Eiweißbrot, wir verraten Dir später leckere Rezepte, auch ein Bio Protein Müsli mit Joghurt und Früchten schmecken lassen. Natürlich sind Omelette, Spiegelei und Co ganz oben auf der Liste, um mit vielen Proteinen gut gestärkt in den Tag zu starten. Neben Olivenöl und Kokosöl solltest Du auch Kokosmilch einkaufen. damit zauberst Du herrliche Saucen, die wunderbar zu einer proteinreichen Ernährung passen. Nüsse und Samen benötigst Du für Shakes, Smoothies und selbstgemachte Proteinriegel. Auch hier verraten wir Dir besonders leckere Rezepte.

Naturreis - individuell portionierbar

Zubereitung:

Den Reis kochst Du am besten im Reiskocher oder im Topf. Mit etwas Himalaya Steinsalz und Kräutern nach Wahl ergibt der Naturreis eine tolle Beilage, die Du individuell nach Deinen eigenen Bedürfnissen portionieren kannst. 100 Gramm Naturreis ist in etwa 15 bis 20 Minuten fertig gekocht. 1 Teil Reis und 2 Teile Wasser, etwas Salz, ab in den Topf oder Reiskocher - und die Beilage kocht sich quasi von alleine.

100 Gramm roher Naturreis haben:

- 350 kcal
- 7 Gramm Eiweiß
- 2 Gramm Fett
- 74 Gramm Kohlenhydrate

Ofenkartoffel mit Nordsee Krabben

Zubereitungszeit: 26 Minuten

Nährwertangaben:

- 215 kcal
- 15,1 Gramm Eiweiß
- 6,6 Gramm Fett
- 23,8 Gramm Kohlenhydrate

Zutaten:

- ✓ 1 große Ofenkartoffel (ca. 150 Gramm)
- ✓ 50 Gramm Nordsee Krabben
- ✓ 2 EL saure Sahne
- ✓ Saft einer halben Zitrone
- ✓ 1 TL Dill gehackt
- ✓ Salz und Pfeffer
- ✓ 1 TL Schnittlauch
- ✓ Öl zum bepinseln

Zubereitung:

Die Kartoffel mit etwas Öl bepinseln, salzen und in Alufolie wickeln. Bei 180° Celsius bei Ober,- und Unterhitze im Backrohr für 25 Minuten garen. Die saure Sahne mit dem Zitronensaft und den Kräutern verrühren, die Krabben damit marinieren und mit Salz und Pfeffer abschmecken. In die fertig gebackene Kartoffel füllen und genießen. Wer möchte kann die Kartoffel zusätzlich mit 1 EL Parmesan bestreuen.

---

10 Gramm Parmesan haben:

- 41,7 kcal
- 3,7 Gramm Eiweiß
- 2,9 Gramm Fett
- 0,2 Gramm Kohlenhydrate

Würzige Ananas-Pfanne mit Kalbfleisch

Zubereitungszeit: ca. 15 Minuten

Nährwertangaben:

- 211,8 kcal
- 18,6 Gramm Eiweiß
- 8,2 Gramm Fett
- 15,9 Gramm Kohlenhydrate

Zutaten:

- ✓ 100 Gramm Kalbfleisch
- ✓ 100 Gramm Ananas
- ✓ 1/2 Zwiebel rot
- ✓ 1 Knoblauchzehe
- ✓ 80 Gramm Romanesco (Kreuzung aus Blumenkohl und Brokkoli)
- ✓ Saft einer Limette
- ✓ 1 Chili rot
- ✓ 50 ml Brühe
- ✓ 1 TL Olivenöl
- ✓ 1 EL Petersilie gehackt
- ✓ Salz und Pfeffer

Zubereitung:

Das Kalbfleisch in dünne Streifen schneiden. Die Zwiebel und den Knoblauch in Scheiben und die Ananas in 2 cm große Stücke schneiden. Den Romanesco in mundgerechte Röschen teilen. Das Fleisch mit dem Zwiebel, der Chili und dem Knoblauch im Olivenöl scharf anbraten. Den Romanesco hinzugeben und durchschwenken. Mit dem Limettensaft ablöschen und mit der Brühe aufgießen. Die Pfanne mit einem Deckel verschließen und für 5 Minuten bei mittlerer Hitze dünsten lassen. Die Ananas hinzugeben, mit Salz, Pfeffer würzen und mit Petersilie bestreuen. Für weitere 5 Minuten ohne Hitze ziehen lassen.

Knoblauchcremesuppe mit Hackfleisch-Bällchen

Zubereitungszeit: ca. 12 Minuten

Nährwertangaben:

- 243,4 kcal
- 19,1 Gramm Eiweiß
- 15,4 Gramm Fett
- 7,1 Gramm Kohlenhydrate

Zutaten:

- ✓ 1 TL Olivenöl
- ✓ 4 Knoblauchzehen
- ✓ 1 Schalotte
- ✓ 150 ml Brühe
- ✓ 80 Gramm Rinder-Hackfleisch
- ✓ 50 ml Sahne
- ✓ 1 EL Schnittlauch
- ✓ Saft einer halben Limette
- ✓ Salz und Pfeffer

Zubereitung:

Die Schalotte und den Knoblauch fein hacken und im Olivenöl glasig anschwitzen. Mit dem Limettensaft ablöschen und mit der Brühe aufgießen. Salzen und pfeffern. Aus dem Hackfleisch etwa 2 cm große Kügelchen formen und in die Brühe geben. Für 10 Minuten bei mittlerer Hitze köcheln lassen. Mit der Sahne verfeinern und vor dem Servieren mit dem Schnittlauch bestreuen.

Zitroniger Barsch mit Käse überbacken

Zubereitungszeit: ca. 11 Minuten

Nährwertangaben:

- 236,9 kcal
- 34,5 Gramm Eiweiß
- 7,7 Gramm Fett
- 8,4 Gramm Kohlenhydrate

Zutaten:

- ✓ 150 Gramm Barschfilet
- ✓ Saft und Abrieb einer unbehandelten Zitrone
- ✓ Scheiben einer halben unbehandelten Zitrone
- ✓ 1 TL Dill gehackt
- ✓ 3 Zweige Thymian
- ✓ Salz und Pfeffer
- ✓ 15 Gramm Bergkäse gerieben

Zubereitung:

Eine Auflaufform mit den scheiben der halben Zitrone auslegen. Den Barsch darauf legen, salzen, pfeffern und mit dem Saft und Abrieb der Zitrone marinieren. Mit Thymian und Dill belegen und mit dem Käse bestreuen. Im Ofen bei Ober,- und Unterhitze und 180° Celsius für etwa 8 Minuten garen.
Als Beilage schmeckt Naturreis wunderbar, Du kannst aber auch eine Portion Kartoffeln zum Fisch genießen.

Gekochte Kartoffeln als Beilage

Zubereitungszeit: ca. 20 Minuten

Nährwertangaben:

- 85,7 kcal
- 1,8 Gramm Eiweiß
- 3,3 Gramm Fett
- 12,2 Gramm Kohlenhydrate

Zutaten:

- ✓ 80 Gramm Kartoffeln (ca. 2 Kartoffeln)
- ✓ Salzwasser
- ✓ Kräuter zum Bestreuen
- ✓ 1 TL Butter
- ✓ Salz und Pfeffer

Zubereitung:

Die Kartoffeln mit der Schale weich kochen, abschrecken, schälen und vierteln. In einer Pfanne in Butter schwenken, salzen und pfeffern und mit den Kräutern bestreuen. Mit den Kartoffeln kannst Du Deinen Diätplan wunderbar mit gesunden und hochwertigen Kohlenhydraten, je nach Bedarf aufpeppen.

Im Ofen geschmorte Hühnerkeule mit gratinierten Tomaten

Zubereitungszeit: ca. 33 Minuten

Nährwertangaben:

- 339,3 kcal
- 49,8 Gramm Eiweiß
- 14,5 Gramm Fett
- 2,4 Gramm Kohlenhydrate

Zutaten:

- ✓ 1 ganze Hühnerkeule (ca 180 - 200 Gramm)
- ✓ 1 große Fleischtomate
- ✓ 2 Scheiben Käse
- ✓ Salz und Pfeffer
- ✓ 1 TL Olivenöl zum Einreiben
- ✓ 1 Messerspitze Paprika edelsüß
- ✓ 1 Prise Paprikapulver scharf
- ✓ 1 Zweig Thymian gerebelt
- ✓ Oregano getrocknet

Zubereitung:

Die Hühnerkeule mit Öl bepinseln und mit den Gewürzen und dem Thymian gut einreiben. Auf das Grillgitter legen. Die Tomate in der Mitte halbieren, salzen und pfeffern, mit Oregano aromatisieren und mit dem Käse belegen. Das Hühnchen bei 180° Celsius Ober,- und Unterhitze für 20 Minuten schmoren. Nun die Tomaten ebenfalls in den Ofen schieben und für weitere 7 Minuten bei 170° Celsius fertig garen.

Cevapcici von der Pute mit Paprikasalat

Zubereitungszeit: ca. 15 Minuten

Nährwertangaben:

- 256,8 kcal
- 36,4 Gramm Eiweiß
- 8 Gramm Fett
- 9,8 Gramm Kohlenhydrate

Zutaten:

- ✓ 1 Schalotte
- ✓ 2 Knoblauchzehen
- ✓ 150 Gramm Hackfleisch von der Putenbrust
- ✓ 1 Messerspitze Cayenne Pfeffer
- ✓ 1/2 Zwiebel rot
- ✓ 1/2 Paprika rot
- ✓ 1/2 Paprika gelb
- ✓ 1 TL Petersilie
- ✓ 1/2 TL Minze gehackt
- ✓ Öl zum Braten
- ✓ 1 EL Apfelessig
- ✓ 1 EL Sesamöl
- ✓ Salz und Pfeffer

Zubereitung:

Schalotte und Knoblauch fein hacken und mit dem Putenfleisch gut verkneten. Petersilie und Minze untermischen und mit Salz und Cayennepfeffer abschmecken. Zu kleinen Würstchen formen und in der Pfanne in wenig Öl von allen Seiten gut braten. Die Paprika in 2 cm große Würfel und die Zwiebel in Streifen schneiden. Mit dem Apfelessig und dem Sesamöl marinieren und mit Salz und pfeffer würzen.

Schollenfilet mit Basilikum-Sauce

Zubereitungszeit: ca. 10 Minuten

Nährwertangaben:

- 248,9 kcal
- 27,9 Gramm Eiweiß
- 12,5 Gramm Fett
- 6,2 Gramm Kohlenhydrate

Zutaten:

- ✓ 150 Gramm Schollenfilet
- ✓ 1 Schalotte
- ✓ 2 Knoblauchzehen
- ✓ 1/2 Bund Basilikum
- ✓ 1 EL Olivenöl
- ✓ 2 Cherry Tomaten
- ✓ Saft einer Limette
- ✓ 50 ml Brühe
- ✓ 30 ml Kokosmilch
- ✓ Salz und Pfeffer

Zubereitung:

Die Scholle salzen, pfeffern und säuern und bei 200° Celsius Ober,- und Unterhitze für 3 Minuten garen. Schalotte und Knoblauch hacken und im Olivenöl andünsten. Mit dem Limettensaft ablöschen, mit der Brühe aufgießen und mit der Kokosmilch verfeinern. Basilikum hinzu geben und kurz aufkochen lassen. Mit dem Stabmixer pürieren, die Tomaten vierteln und in die Sauce geben. Die Sauce für weitere 3 Minuten ziehen lassen, mit salz und Pfeffer abschmecken und zusammen mit dem Fisch servieren.

Hackfleisch-Pfanne mit Oliven und Auberginen

Zubereitungszeit: ca. 15 Minuten

Nährwertangaben:

- 456 kcal
- 30,3 Gramm Eiweiß
- 34,4 Gramm Fett
- 6,3 Gramm Kohlenhydrate

Zutaten:

- ✓ 150 Gramm Hackfleisch gemischt
- ✓ 1 kleine Zwiebel rot
- ✓ 3 Knoblauchzehen
- ✓ 4 Oliven grün
- ✓ 4 Oliven schwarz
- ✓ 1/4 Aubergine
- ✓ 100 ml Brühe
- ✓ 1/2 Bund Basilikum
- ✓ 2 Zweige Rosmarin
- ✓ Salz und Pfeffer
- ✓ 1 EL Olivenöl
- ✓ 2 Frühlingszwiebel gehackt zum Bestreuen
- ✓ 1 EL Frischkäse (0,2% Fett)

Zubereitung:

Zwiebel und Knoblauch grob hacken und zusammen mit dem Hackfleisch im Olivenöl scharf anbraten. Aubergine und Oliven in Ringe schneiden und hinzugeben. Kurz mitschwenken und die Kräuter hinzugeben. Mit der Brühe aufgießen und für einige Minuten dünsten lassen. Mit Salz und Pfeffer abschmecken, mit Frühlingszwiebeln bestreuen und mit dem Frischkäse garnieren.

Garnelen in Safran-Sauce

Zubereitungszeit: ca. 10 Minuten

Nährwertangaben:

- 194,5 kcal
- 21,6 Gramm Eiweiß
- 10,1 Gramm Fett
- 4,3 Gramm Kohelnhydrate

Zutaten:

- ✓ 150 Gramm Garnelen geputzt und geschält
- ✓ 1 Schalotte
- ✓ 1/2 Zucchini
- ✓ Saft einer halben Zitrone
- ✓ 80 ml Brühe
- ✓ 2 Fäden Safran
- ✓ 1 TL Olivenöl
- ✓ 2 EL Kokosmilch
- ✓ Salz und Pfeffer

Zubereitung:

Die Schalotte klein schneiden und im Olivenöl mit den Garnelen anbraten. Mit Zitronensaft ablöschen und mit der Brühe aufgießen. Die Zucchini der Länge nach halbieren, in Scheiben schneiden und in die Brühe geben. Mit dem Safran aromatisieren und für etwa 4 Minuten köcheln lassen. Mit der Kokosmilch verfeinern und mit Salz und Pfeffer abschmecken.

Vollkornnudeln als Beilage

Zubereitungszeit: ca. 10 Minuten

Nährwertangaben:

- 289,8 kcal
- 10,6 Gramm Eiweiß
- 4,6 Gramm Fett
- 51,5 Gramm Kohlenhydrate

Zutaten:

- ✓ 80 Gramm Vollkornnudeln ungekocht
- ✓ Salzwasser
- ✓ 1 TL Sesamöl
- ✓ 1 Prise Himalaya Steinsalz
- ✓ Pfeffer
- ✓ Kräuter zum Bestreuen

Zubereitung:

Die Nudeln in Salzwasser laut Packungsanweisung bissfest kochen. In Sesamöl kurz durchschwenken, mit Salz und Pfeffer abschmecken und mit Kräutern bestreuen.

Kartoffel-Eintopf mit Garnelen

Zubereitungszeit: ca. 18 Minuten

Nährwertangaben:

- 351 kcal
- 16,6 Gramm Eiweiß
- 19,8 Gramm Fett
- 26,6 Gramm Kohlenhydrate

Zutaten:

- ✓ 130 Gramm geschälte Kartoffel
- ✓ 20 Gramm Speck
- ✓ 1 Schalotte
- ✓ 2 Knoblauchzehen
- ✓ 10 Gramm Garnelen geschält und geputzt
- ✓ 150 ml Brühe
- ✓ 2 Salbeiblätter
- ✓ 1 Lorbeerblatt
- ✓ 1 EL Koriander gehackt
- ✓ Salz und Pfeffer
- ✓ 1 Messerspitzte indisches Currypulver gelb
- ✓ 1 TL Olivenöl

Zubereitung:

Schalotte, Speck und Knoblauch fein würfeln und die Kartoffeln in etwa 1 cm große Stücke schneiden. Zusammen im Olivenöl gut anschwitzen. Currypulver hinzugeben und anrösten, mit der Brühe aufgießen und Salbei und das Lorbeerblatt hinzufügen. So lange köcheln, bis die Kartoffeln fast weichgekocht sind (etwa 12 Minuten). Die Garnelen in mundgerechte Stücke schneiden und in die Brühe geben. Für weitere 3 Minuten kochen, anrichten und mit dem Koriander bestreuen.

Grünes Thai Curry mit Hühnchen

Zubereitungszeit: ca. 10 Minuten

Nährwertangaben:

- 322,2 kcal
- 34 Gramm Eiweiß
- 19 Gramm Fett
- 3,8 Gramm Kohlenhydrate

Zutaten:

- ✓ 120 Gramm Hühnerbrust
- ✓ 1 TL Currypaste grün aus dem Asia Laden
- ✓ 1/2 Zucchini
- ✓ 1/4 Aubergine
- ✓ 3 Champignons
- ✓ 100 ml Brühe
- ✓ 100 ml Kokosmilch
- ✓ 1 Chili rot
- ✓ 2 Zitronenblätter
- ✓ 1/2 cm von der Ingwerknolle
- ✓ Fischsauce
- ✓ Sojasauce
- ✓ 1 Spritzer Süßstoff

Zubereitung:

Die Currypaste in einem Wok ohne Öl anrösten. Zucchini, Aubergine, Champignons und Chili klein schneiden. Die Paste mit der Brühe aufgießen und mit dem Schneebesen gut durchrühren, damit sie sich gut auflöst. Das Gemüse hinzugeben. Ingwer blättrig schneiden und zusammen mit den Zitronenblättern ebenfalls in die Brühe geben. Das Hühnchen in Streifen schneiden und für einige Minuten in der Brühe garen. Mit Kokosmilch verfeinern und mit Fischsauce, Sojasauce und einem Spritzer Süßstoff abschmecken.
Das Curry schmeckt hervorragend pur, Du kannst es aber auch, je nach individuellem Plan mit Braunem Reis oder Kartoffeln genießen.

Surf and Turf am Spieß

Zubereitungszeit: ca. 8 Minuten

Nährwertangaben:

- 198,4 kcal
- 35,4 Gramm Eiweiß
- 4,8 Gramm Fett
- 3,4 Gramm Kohlenhydrate

Zutaten:

- ✓ 100 Gramm Rinderfilet
- ✓ 3 Garnelen geschält und geputzt
- ✓ 2 Cherry Tomaten
- ✓ 1 Schalotte
- ✓ 2 Champignons
- ✓ 1/4 Paprika gelb
- ✓ Salz und Pfeffer
- ✓ 1 Stange Zitronengras

Zubereitung:

Die Schalotte schälen und halbieren. Ein Teil der Schalotte kommt jeweils an das Ende des Spießes. Das Filet in Stücke schneiden und mit dem Gemüse und den Garnelen abwechselnd auf dem Zitronengras auffädeln. Den Spieß in einer Grillpfanne ohne Öl für etwa 1 Minuten auf allen vier Seiten braten. Der Spieß eignet sich auch hervorragend fürs BBQ.

Feuriger Salami-Salat

Zubereitungszeit: ca. 5 Minuten

Nährwertangaben:

- 408,3 kcal
- 27,7 Gramm Eiweiß
- 30,3 Gramm Fett
- 6,3 Gramm Kohlenhydrate

Zutaten:

- ✓ 120 Gramm Putensalami
- ✓ 1 Spitzpaprika
- ✓ 1/2 Zwiebel rot
- ✓ 3 Knoblauchzehen
- ✓ 1 Chili rot
- ✓ 1 Schale Brunnenkresse
- ✓ 2 EL Apfelessig
- ✓ 1 EL Olivenöl
- ✓ 1 Spritzer Süßstoff
- ✓ 1 Prise Himalaya Steinsalz

Zubereitung:

Die Putensalami und den Spitzpaprika in Streifen schneiden, Zwiebel, Knoblauch und Chili fein hacken und alles mit der gezupften Brunnenkresse vermengen. Aus Essig, Öl, Süßstoff und Salz ein Dressing rühren und den Salat damit marinieren. Wer möchte kann zusätzlich Eisberg oder Feldsalat unterheben.

Aromatischer Thunfisch-Reis

Zubereitungszeit inkl. Reis kochen: ca 25 Minuten

Nährwertangaben:

- 354 kcal
- 32,4 Gramm Eiweiß
- 6,8 Gramm Fett
- 40,8 Gramm Kohlenhydrate

Zutaten:

- ✓ 50 Gramm Vollkornreis
- ✓ 1 Dose Thunfisch im eigenen Saft
- ✓ 1 Tomate
- ✓ 1 Schalotte
- ✓ 1 Knoblauchzehe
- ✓ 1/2 Bund Zitronenmelisse
- ✓ 3 Frühlingszwiebel
- ✓ 1 TL Olivenöl
- ✓ Salz und Pfeffer

Zubereitung:

Den reis laut Packungsanleitung im Topf oder Reiskocher kochen. Schalotte und Knoblauch fein hacken und im Olivenöl andünsten. Den Thunfisch hinzu geben und knusprig anbraten. Nun den fertig gekochten Reis untermengen, die Melisse hacken und beimengen, mit Salz und Pfeffer abschmecken und vor dem Servieren mit fein geschnittenen Frühlingszwiebel bestreuen.

Vollkornnudeln mit Koriander Pesto

Zubereitungszeit inkl. Nudeln kochen: ca. 20 Minuten

Nährwertangaben:

- 582,4 kcal
- 36,3 Gramm Eiweiß
- 24,4 Gramm Fett
- 54,4 Gramm Kohlenhydrate

Zutaten:

- ✓ 80 Gramm Vollkornnudeln
- ✓ 60 Gramm Hühnerbrust gehackt
- ✓ 2 EL Parmesan gerieben
- ✓ 1/2 Bund Koriander
- ✓ Saft einer Limette
- ✓ 2 EL Olivenöl
- ✓ 1 EL Pinienkerne
- ✓ 1 Prise Himalaya Steinsalz
- ✓ 1 Chili rot

Zubereitung:

Die Nudeln laut Anweisung bissfest kochen. Das Hackfleisch in 1 EL Olivenöl knusprig braten. Den Parmesan mit dem Koriander, dem Limettensaft, 1 EL Olivenöl, den Pinienkernen, der Chili und der Prise Salz in den Mixer geben und zu einem cremigen Pesto verarbeiten. Die Nudeln unter das Hackfleisch mischen und mit dem Pesto vermengen. Eventuell mit Salz und Pfeffer nachwürzen.

Haferflocken Pfannkuchen mit Frischkäse

Zubereitungszeit: ca. 10 Minuten

Nährwertangaben:

- 286,2 kcal
- 25 Gramm Eiweiß
- 15 Gramm Fett
- 12,8 Gramm Kohlenhydrate

Zutaten:

- ✓ 2 Eier
- ✓ 2 EL Haferflocken
- ✓ 80 ml Milch fettarm (0,3%)
- ✓ Salz und Pfeffer
- ✓ 2 EL Frischkäse mit 0,2% Fett
- ✓ 2 Scheiben Räucherlachs
- ✓ 1 EL Schnittlauch fein gehackt

Zubereitung:

Aus den Eiern, den Haferflocken und der Milch einen glatten Teig rühren und in einer beschichteten Pfanne von beiden Seiten zu einem goldgelben Pfannkuchen backen. Den Räucherlachs in Streifen schneiden und mit dem Frischkäse und dem Schnittlauch vermengen. Mit Salz und Pfeffer abschmecken und den Pfannkuchen damit bestreichen.

Schnelles Rindersteak to go

Zubereitungszeit: ca. 15 Minuten

Nährwertangaben:

- 195 kcal
- 34,5 Gramm Eiweiß
- 7,5 Gramm Fett
- 0 Gramm Kohlenhydrate

Zutaten:

- ✓ 150 Gramm Rinderfilet
- ✓ Salz und Steak-Pfeffer geschrotet
- ✓ Öl zum Bepinseln

Zubereitung:

Das Filet dünn mit Öl bestreichen, mit Salz und Pfeffer würzen und in der Grillpfanne von beiden Seiten je 2 Minuten scharf anbraten. Danach für 10 Minuten bei 90° Celsius im vorgeheizten Backrohr bei Ober,- und Unterhitze fertig garen. Herausnehmen, in Tranchen schneiden und genießen.

Thunfischsalat mit Rotkohl

Zubereitungszeit: ca. 15 Minuten

Nährwertangaben:

- 163,4 kcal
- 29,6 Gramm Eiweiß
- 2,6 Gramm Fett
- 5,4 Gramm Kohlenhydrate

Zutaten:

- ✓ 1 Dose Thunfisch im eigenen Saft
- ✓ 50 Gramm Rotkohl
- ✓ 1/2 Zwiebel rot
- ✓ 1 Knoblauchzehe
- ✓ 1/2 gelbe Zucchini
- ✓ 1/4 Möhre
- ✓ Filets einer Orange
- ✓ 2 EL griechischer Joghurt
- ✓ 1 EL Apfelessig
- ✓ Salz und Pfeffer

Zubereitung:

Den Rotkohl und die Möhre raspeln, Zwiebel und Knoblauch grob hacken und die Zucchini in Scheiben schneiden. Alles mit den geschnittenen Filets der Orange vermengen und den Thunfisch unterheben. Aus dem Joghurt und dem Essig eine Marinade rühren, mit Salz und Pfeffer abschmecken und den Salat damit anrichten.

Chili con Pollo

Nährwertangaben:

- 470 kcal
- 57,8 Gramm Eiweiß
- 17,6 Gramm Fett
- 20,1 Gramm Kohlenhydrate

Zutaten:

- ✓ 150 Gramm Hühnerbrust gehackt
- ✓ 1/2 Zwiebel
- ✓ 3 Knoblauchzehen
- ✓ 50 Gramm Kidney Bohnen
- ✓ 50 Gramm Lauch
- ✓ 1/2 Dose Tomaten ohne Zuckerzusatz
- ✓ 1 scharfe Chili rot
- ✓ 1/2 TL Tomatenmark natur ohne Zuckerzusatz
- ✓ 1/2 TL Paprikapulver
- ✓ 1 Messerspitze Cayenne Pfeffer
- ✓ 1 TL Majoran gerebelt
- ✓ 1 Prise Zimt
- ✓ 1 Spritzer Süßstoff
- ✓ 1 EL Olivenöl
- ✓ 1 TL Schmand
- ✓ 1/2 TL Parmesan gerieben
- ✓ Salz nach Bedarf

Zubereitung:

Zwiebel, Chili und Knoblauch hacken und mit dem Hackfleisch im Olivenöl schön anbraten. Das Tomatenmark und das Paprikapulver hinzu geben und kurz mitrösten. Die Tomaten zufügen und gemeinsam für 5 Minuten kochen lassen. Den Lauch halbieren und in Streifen schneiden und gemeinsam mit den Bohnen ebenfalls in die Pfanne geben. Mit Cayenne Pfeffer, Salz, Süßstoff und Zimt abschmecken, den Majoran unterrühren und servieren. Mit dem Schmand garnieren und mit Parmesan bestreuen.

Gegrilltes Lamm in Minz-Sauce

Zubereitungszeit: ca. 17 Minuten

Nährwertangaben:

- 209,7 kcal
- 27,6 Gramm Eiweiß
- 9,7 Gramm Fett
- 3 Gramm Kohlenhydrate

Zutaten:

- ✓ 150 Gramm Lamm-Filet
- ✓ 1 Schalotte
- ✓ Saft und Abrieb einer unbehandelten Limette
- ✓ 2 EL Frischkäse
- ✓ 1/2 Bund Minze
- ✓ 1 Zweig Rosmarin
- ✓ 1/2 Chili rot
- ✓ 1 EL Olivenöl
- ✓ Salz und Pfeffer

Zubereitung:

Das Lamm in etwas Olivenöl von beiden Seiten anbraten. Anschließend im vorgeheizten Backrohr bei Ober,- und Unterhitze und 70° Celsius für 12 Minuten fertig garen. In derselben Pfanne die gehackte Schalotte anschwitzen. Mit dem Limettensaft ablöschen, den Frischkäse beimengen und bei mittlerer Hitze schmelzen lassen. Die gehackte Minze unterrühren, den Rosmarin grob hacken und hinzufügen, alles mit dem Abrieb der Limette, der fein gehackten Chili, Salz und Pfeffer würzen und zusammen mit dem Lamm servieren.

Klassische Eier in Senf-Sauce

Zubereitungszeit: ca. 10 Minuten

Nährwertangaben:

- 400,4 kcal
- 21,9 Gramm Eiweiß
- 32,4 Gramm Fett
- 5,3 Gramm Kohlenhydrate

Zutaten:

- ✓ 3 Eier
- ✓ 1 Schalotte
- ✓ 1 TL Senf mittelscharf
- ✓ 1 Knoblauchzehe
- ✓ 100 ml Gemüsebrühe
- ✓ 50 ml Sahne
- ✓ Salz und Pfeffer
- ✓ 1 TL Olivenöl
- ✓ 1 EL Schnittlauch gehackt

Zubereitung:

Die Eier in heißem Wasser für 7 Minuten hart kochen und in Eiswasser abschrecken. Schalotte und Knoblauch fein hacken und im Olivenöl andünsten. Den Senf kurz mitrösten und mit der Gemüsebrühe aufgießen. Kurz köcheln lassen, mit Salz und Pfeffer abschmecken und mit der Sahne verfeinern. Die Eier schälen und in die Sauce legen. Kurz durchziehen lassen, anrichten und mit Schnittlauch großzügig bestreuen. Wer möchte kann die Eier mit gekochten Kartoffeln verzehren. Du kannst das individuell mit Deinem persönlichen Diätplan abstimmen.

Curryhuhn mit Mango

Zubereitungszeit: ca. 15 Minuten

Nährwertangaben:

- 282,3 kcal
- 44 Gramm Eiweiß
- 5,9 Gramm Fett
- 13,3 Gramm Kohlenhydrate

Zutaten:

- ✓ 1/2 Mango
- ✓ 120 Gramm Hühnerbrust
- ✓ 1 Schalotte
- ✓ 80 Gramm Mangold
- ✓ 1/2 TL indisches Currypulver gelb
- ✓ 1 Messerspitze Paprikapulver scharf
- ✓ Saft einer Limette
- ✓ 100 ml Brühe
- ✓ 2 EL Hüttenkäse
- ✓ Salz und Pfeffer
- ✓ 1/2 cm von der Ingwerknolle

Zubereitung:

Die Schalotte fein hacken, die Hühnerbrust in sehr dünne Streifen schneiden und zusammen mit Curry und Paprika in einer beschichteten Pfanne ohne Öl scharf anbraten. den Ingwer pressen und hinzugeben. Mit dem Limettensaft ablöschen und mit der Brühe aufgießen. Für 5 Minuten köcheln lassen. Die Mango schälen, entkernen und in 1 cm große Würfel schneiden, den Mangold in feine Streifen schneiden und beides in die Pfanne hinzu geben. Mit dem Hüttenkäse verfeinern, mit salz und Pfeffer abschmecken und noch einmal kurz durchschwenken. Dieses Gericht schmeckt mit oder ohne Reis einfach vorzüglich.

Gebratene Eiernudeln mit Brokkoli

Zubereitungszeit inkl. Nudeln kochen: 22 Minuten

Nährwertangaben:

- 495,1 kcal
- 21,1 Gramm Eiweiß
- 28,3 Gramm Fett
- 39 Gramm Kohlenhydrate

Zutaten:

- ✓ 80 Gramm Vollkornnudeln
- ✓ 2 Eier
- ✓ 100 Gramm Brokkoli
- ✓ 1/2 Zwiebel rot
- ✓ 1 Knoblauchzehe
- ✓ 1/2 cm von der Ingwerknolle
- ✓ 1/4 Bund Koriander
- ✓ 1 EL Walnüsse gehackt
- ✓ Salz und Pfeffer
- ✓ 1 TL Olivenöl

Zubereitung:

Die Nudeln laut Anleitung bissfest kochen und anschließend kalt abschrecken, und abtropfen lassen. Den Brokkoli in Röschen schneiden und kurz in Salzwasser für 3 Minuten blanchieren. Ebenfalls kalt abschrecken, damit er seine schöne grüne Farbe behält. Zwiebel, Knoblauch und Ingwer klein hacken und im Olivenöl andünsten. Die Walnüsse hinzugeben, die Eier in die Pfanne schlagen und zu einem schönen Rührei braten. Brokkoli und Nudeln hinzu geben, Koriander unterheben, kurz durchschwenken, mit Salz und Pfeffer abschmecken und servieren.

Filet-Pfanne mit Kräutern und Sojasprossen

Zubereitungszeit: ca. 15 Minuten

Nährwertangaben:

- 256,9 kcal
- 35,3 Gramm Eiweiß
- 10,9 Gramm Fett
- 4,4 Gramm Kohlenhydrate

Zutaten:

- ✓ 80 Gramm Rinderfilet
- ✓ 80 Gramm Schweinefilet
- ✓ 20 Gramm Sojasprossen
- ✓ 1/2 BundPetersilie
- ✓ 3 Salbeiblätter
- ✓ 1 EL Estragon gehackt
- ✓ 1/2 Zwiebel
- ✓ 1 cm von der Ingwerknolle
- ✓ 1 Chili rot
- ✓ 1 Spritzer Sojasauce
- ✓ 2 EL Apfelessig
- ✓ 1 Spritzer Süßstoff
- ✓ 50 ml Brühe
- ✓ 1 EL Olivenöl

Zubereitung:

Das Fleisch in Streifen schneiden, Chili, Ingwer und Zwiebel fein hacken. Zusammen im Olivenöl anbraten. Mit dem Apfelessig ablöschen und mit der Brühe aufgießen. Die fein gehackten Kräuter hinzufügen und für 5 Minuten bei mittlerer Hitze köcheln lassen. Mit Sojasauce und Süßstoff abschmecken und kurz vor dem Servieren die Sojasprossen hinzufügen und kurz durchschwenken. Dies sorgt für den besonderen Crunch in diesem Gericht.

Gebratener Räucher-Tofu mit Bambussprossen

Zubereitungszeit: ca. 10 Minuten

Nährwertangaben:

- 427,7 kcal
- 24,5 Gramm Eiweiß
- 32,1 Gramm Fett
- 10,2 Gramm Kohlenhydrate

Zutaten:

- ✓ 100 Gramm Tofu
- ✓ 60 Gramm Bambussprossen
- ✓ 1/4 Paprika rot
- ✓ 1/2 Zucchini
- ✓ 1 TL Currypaste gelb aus dem Asia Laden
- ✓ 150 ml Kokosmilch
- ✓ 1 EL Kerbel gehackt
- ✓ Fischsauce

Zubereitung:

Die Currypaste im Wok ohne Fett anrösten und in 3 EL Kokosmilch auflösen. Mit der restlichen Kokosmilch aufgießen. Gemüse und Tofu in mundgerechte Stücke schneiden und in den Wok geben. Für 5 Minuten köcheln lassen, mit Fischsauce abschmecken und mit Kerbel bestreuen.

Kalbfleisch mit Cashew Nüssen

Zubereitungszeit: ca. 12 Minuten

Nährwertangaben:

- 449,3 kcal
- 30,6 Gramm Eiweiß
- 28,1 Gramm Fett
- 18,5 Gramm Kohlenhydrate

Zutaten:

- ✓ 130 Gramm Kalbfleisch
- ✓ 2 Schalotten
- ✓ 80 Gramm Pfifferlinge
- ✓ 1/2 Apfel
- ✓ 2 EL Cashew Nüsse
- ✓ Saft und Abrieb einer unbehandelten Zitrone
- ✓ 100 ml Brühe
- ✓ 1 EL Creme Fraiche
- ✓ 1 EL Olivenöl
- ✓ Salz und Pfeffer

Zubereitung:

Das Fleisch in dünne Streifen schneiden und die Schalotten grob hacken. Beides im Olivenöl schön andünsten. Die Pfifferlinge putzen und klein schneiden und in die Pfanne geben. Mit dem Zitronensaft ablöschen, mit der Brühe aufgießen und mit dem Abrieb aromatisieren. Den Apfel klein würfeln und mit den Cashew Nüssen in die Pfanne geben. Alles für 5 Minuten bei mittlerer Hitze köcheln lassen, mit Salz und Pfeffer abschmecken und kurz vor dem Servieren die Creme Fraiche unterrühren.

Pfannkuchen Wrap mit Avokado und Thunfisch

Zubereitungszeit: ca. 10 Minuten

Nährwertangaben:

- 399 kcal
- 34,8 Gramm Eiweiß
- 24,2 Gramm Fett
- 10,5 Gramm Kohlenhydrate

Zutaten:

- ✓ 2 Eier
- ✓ 3 EL Milch fettarm mit 0,3% Fett
- ✓ 2 EL Haferkleie
- ✓ 1/2 Avokado
- ✓ 1/2 Dose Thunfisch im eigenen Saft
- ✓ 2 Radieschen
- ✓ 1 EL Petersilie gehackt
- ✓ Saft einer halben Limette
- ✓ 20 Gramm Eisbergsalat
- ✓ Salz und Pfeffer

Zubereitung:

Aus den Eiern, der Milch und der Haferkleie einen glatten Pfannkuchenteig rühren, salzen und pfeffern und in einer beschichteten Pfanne von beiden Seiten zu einem schönen Pfannkuchen backen. Die Avokado mit der Gabel zerdrücken und den Thunfisch unterrühren. Auf dem Pfannkuchen verstreichen. Die Radieschen fein hobeln und den Eisbergsalat in Streifen schneiden. Auf der Creme verteilen und mit dem Limettensaft marinieren. Mit Petersilie bestreuen, salzen, pfeffern, einrollen und genießen.

Schweinefilet im Mantel aus Sonnenblumenkernen

Zubereitungszeit: ca. 15 Minuten

Nährwertangaben:

- 405,8 kcal
- 42,9 Gramm Eiweiß
- 24,2 Gramm Fett
- 4,1 Gramm Kohlenhydrate

Zutaten:

- ✓ 150 Gramm Schweinefilet
- ✓ 2 EL Sonnenblumenkerne
- ✓ 1 TL Petersilie gehackt
- ✓ 1 TL Schnittlauch gehackt
- ✓ 1 EL Olivenöl
- ✓ 1 Prise Lavendelsalz
- ✓ frisch gemahlener Pfeffer
- ✓ Abrieb einer halben unbehandelten Orange

Zubereitung:

Das Schweinefilet ungesalzen im Olivenöl von allen Seiten scharf anbraten. Im vorgeheizten Backrohr bei 90° Celsius Ober,- und Unterhitze für etwa 8 Minuten fertig garen. Die Sonnenblumenkerne in einer beschichteten Pfanne ohne Öl leicht anrösten. Mit Schnittlauch, Petersilie, Lavendelsalz, Orangen-Abrieb und Pfeffer im Mörser grob zerstoßen. Auf ein Brett verteilen und das Schweinefilet darin wälzen. Gut andrücken, in Tranchen schneiden und servieren

.

Abwechslungsreiche Protein Shakes - ideal nach dem Training

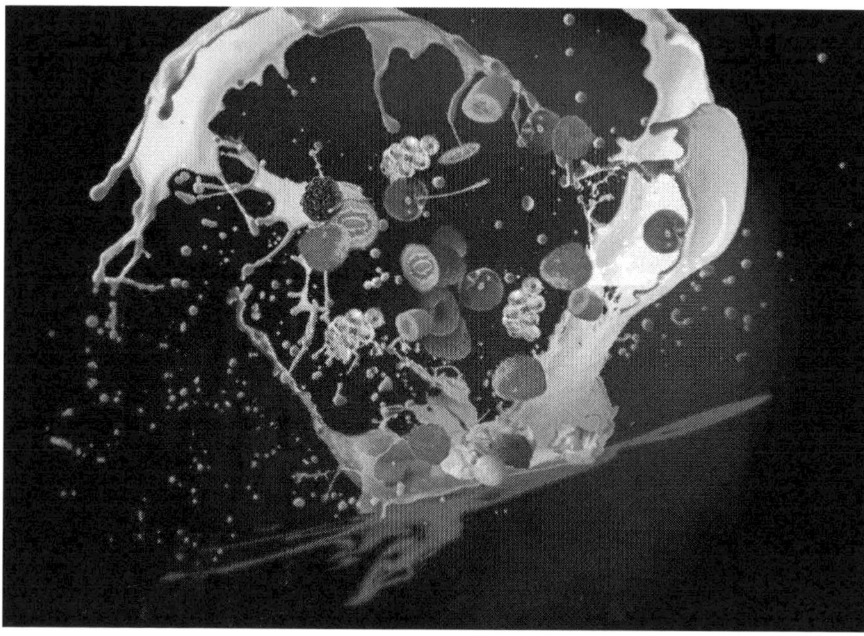

Gerade nach dem Training musst Du dafür sorgen, dass Dein Körper ausreichend mit Proteinen versorgt wird. Was eignet sich da besser als ein leckerer süßer Shake, der auch gleichzeitig den Heißhunger auf süße Sünden vertreibt. Die Shakes kannst Du bequem in einer Flasche mit zum Training nehmen und dort unmittelbar danach genießen. Diese Shakes schmecken nicht nur einfach himmlisch, sie unterstützen Dich auch optimal beim Aufbau Deiner Muskeln.

Eiweißshake mit Banane und Zimt

Zubereitungszeit: ca. 3 Minuten

Nährwertangaben:

- 266,4 kcal
- 15,7 Gramm Eiweiß
- 8,8 Gramm Fett
- 31,1 Gramm Kohlenhydrate

Zutaten:

- ✓ 70 Gramm Magerquark
- ✓ 150 ml fettarme Milch 0,3% Fett
- ✓ 1 Banane
- ✓ 1 Messerspitze Zimt
- ✓ 1 EL Mandeln fein gerieben
- ✓ Süßstoff nach Bedarf

Zubereitung:

Alle Zutaten im Mixer zu einem cremigen Shake verarbeiten.

Cremiger Kaffee-Kokos Shake

Zubereitungszeit: ca. 3 Minuten

Nährwertangaben:

- 266,6 kcal
- 14,8 Gramm Eiweiß
- 19,8 Gramm Fett
- 7,3 Gramm Kohlenhydrate

Zutaten:

- ✓ 150 ml fettarme Milch
- ✓ 100 ml Kokosmilch
- ✓ 1 TL Kaffee Instant-Pulver ohne Zuckerzusatz
- ✓ 15 Gramm Whey Pulver
- ✓ 1 TL Kokosraspeln
- ✓ Süßstoff nach Bedarf

Zubereitung:

Alle Zutaten im Mixer zu einem cremigen Shake verarbeiten. Wer kein Instant Pulver verwenden möchte, kann auch einen frisch gebrühten Espresso verwenden.

Erfrischender Zitrus-Eiweiß-Shake

Zubereitungszeit: ca. 3 Minuten

Nährwertangaben:

- 172,1 kcal
- 10,8 Gramm Eiweiß
- 5,3 Gramm Fett
- 20,3 Gramm Kohlenhydrate

Zutaten:

- ✓ 1 Orange kernlos
- ✓ Saft einer Grapefruit
- ✓ Saft einer Limette
- ✓ 150 ml Kefir
- ✓ 1 Eiklar
- ✓ Süßstoff nach Bedarf

Zubereitung:

Die Orange im Ganzen mit den restlichen Zutaten in den Mixer oder Smoothie Maker geben und zu einem cremigen Shake verarbeiten.

Pfefferminz-Shake mit Haferkleie

Zubereitungszeit: ca. 8 Minuten

Nährwertangaben:

- 91,9 kcal
- 11,9 Gramm Eiweiß
- 1,9 Gramm Fett
- 6,8 Gramm Kohlenhydrate

Zutaten:

- ✓ 250 ml Pfefferminz-Tee
- ✓ 15 Gramm Whey Pulver
- ✓ 1 gehäuften EL Haferkleie
- ✓ Süßstoff nach Bedarf

Zubereitung:

Die Haferkleie im Tee für etwa 5 Minuten quellen lassen und anschließend alle Zutaten in den Mixer geben und rasch zu einem cremigen Shake verarbeiten.

Schoko Eiweißshake für Naschkatzen

Zubereitungszeit: ca. 10 Minuten

Nährwertangaben:

- 321,4 kcal
- 25,7 Gramm Eiweiß
- 17,7 Gramm Fett
- 14,6 Gramm Kohlenhydrate

Zutaten:

- ✓ 2 EL Frischkäse
- ✓ 200 Gramm Joghurt
- ✓ 1 TL Kakaopulver doppelt entölt
- ✓ 2 EL Kokosmilch
- ✓ 1 TL Haselnüsse gerieben
- ✓ 15 Gramm Whey Pulver
- ✓ Süßstoff nach Bedarf

Zubereitung:

Die Haselnüsse in der Pfanne ohne Fett anrösten, mit der Kokosmilch aufgießen und den Kakao einrühren. Kurz abkühlen lassen und anschließend mit den restlichen Zutaten im Mixer oder Smoothie Maker zu einem cremigen Shake verarbeiten.

Fruchtiger Beeren Eiweiß-Shake

Zubereitungszeit: ca. 3 Minuten

Nährwertangaben:

- 232,8 kcal
- 23,5 Gramm Eiweiß
- 8,4 Gramm Fett
- 15,8 Gramm Kohlenhydrate

Zutaten:

- ✓ 80 Gramm Beerenmix frisch oder TK
- ✓ 2 EL Frischkäse
- ✓ 15 Gramm Whey Pulver
- ✓ 200 Gramm Joghurt
- ✓ Süßstoff nach Bedarf

Zubereitung:

Alle Zutaten im Mixer zu einem Shake verarbeiten. Wer die Körner der Beeren nicht mag, muss diese zuerst separat pürieren und anschließend durch ein feines Sieb streichen. Die Körner, fein im Mixer zerstoßen sorgen jedoch für zusätzliche Ballaststoffe.

Pikanter Eiweiß-Shake

Zubereitungszeit: ca. 5 Minuten

Nährwertangaben:

- 186,8 kcal
- 12,5 Gramm Eiweiß
- 13,2 Gramm Fett
- 4,5 Gramm Kohlenhydrate

Zutaten:

- ✓ 1 Chili rot
- ✓ 1/2 Avokado
- ✓ Saft einer Limette
- ✓ 1 Prise Meersalz
- ✓ 1/4 Bund Koriander
- ✓ 15 Gramm Whey Pulver
- ✓ 200 ml grüner Tee

Zubereitung:

Alle Zutaten im Mixer oder Smoothie Maker zu einem cremigen Shake verarbeiten. Eiweiß-Shakes mit Avokados sollten nicht zu lange herumstehen, da sie sich schnell unschön verfärben.

Die Eiweiß-Bombe mit Harzer Käse

Zubereitungszeit: ca. 5 Minuten

Nährwertangaben:

- 277,8 kcal
- 24,8 Gramm Eiweiß
- 15,4 Gramm Fett
- 10 Gramm Kohlenhydrate

Zutaten:

- ✓ 15 Gramm Harzer Käse
- ✓ 20 Gramm Haselnüsse
- ✓ 2 EL Magerquark
- ✓ 150 ml Mandelmilch
- ✓ 1 Prise Himalaya Steinsalz
- ✓ Pfeffer
- ✓ 15 Gramm Whey Pulver

Zubereitung:

Die Haselnüsse in einer Pfanne ohne Öl schön dunkel rösten, abkühlen lassen und mit den restlichen Zutaten im Standmixer oder Smoothie Maker zu einem cremigen Shake verarbeiten. An diesen Eiweiß Shake musst Du Dich vorsichtig herantasten, da der Geschmack zwar außergewöhnlich und gewöhnungsbedürftig ist, er aber seine Wirkung zeigt.

Eiweiß Shake mit Ingwer und Mango

Zubereitungszeit: ca. 5 Minuten

Nährwertangaben:

- 311,3 kcal
- 17 Gramm Eiweiß
- 19,7 Gramm Fett
- 16,5 Gramm Kohlenhydrate

Zutaten:

- ✓ 1/2 Mango
- ✓ 15 Gramm Whey Pulver
- ✓ 100 ml Kokosmilch
- ✓ 100 Gramm Kefir
- ✓ 1/2 cm von der Ingwerknolle
- ✓ Süßstoff nach Bedarf

Zubereitung:

Die Mango und den Ingwer schälen und zusammen mit den restlichen Zutaten in den Mixer geben. Rasch zu einem cremigen Eiweiß-Shake verarbeiten und genießen. Wer seinen Eiweiß-Gehalt höher ansetzen möchte, der kann natürlich beliebig mit Whey Pulver variieren.

Vanille- Pfirsich Eiweiß Shake

Zubereitungszeit: ca. 5 Minuten

Nährwertangaben:

- 270,5 kcal
- 10,8 Gramm Eiweiß
- 20,1 Gramm Fett
- 11,6 Gramm Kohlenhydrate

Zutaten:

- ✓ 1 Pfirsich
- ✓ 15 Gramm Whey Pulver Vanille
- ✓ Mark einer halben Vanilleschote
- ✓ 200 Gramm griechischer Joghurt
- ✓ Süßstoff nach Bedarf

Zubereitung:

Den Pfirsich entkernen und zusammen mit den restlichen Zutaten im Mixer zu einem leckeren Shake verarbeiten. Nach Bedarf süßen und genießen.

Kokos-Schoko Eiweißshake mit Pinienkernen

Zubereitungszeit: ca. 3 Minuten

Nährwertangaben:

- 469,7 kcal
- 18,9 Gramm Eiweiß
- 34,1 Gramm Fett
- 21,8 Gramm Kohlenhydrate

Zutaten:

- ✓ 1 EL Kokosflocken
- ✓ 100 ml Kokosmilch
- ✓ 15 Gramm Whey Pulver Schokolade
- ✓ 20 Gramm Pinienkerne
- ✓ 100 Gramm Kefir
- ✓ Süßstoff nach Bedarf

Zubereitung:

Alle Zutaten im Mixer zu einem cremigen, schokoladigen Eiweißshake verarbeiten, nach Bedarf süßen und genießen.

Leckere Hauptspeisen mit viel Eiweiß und noch mehr Geschmack

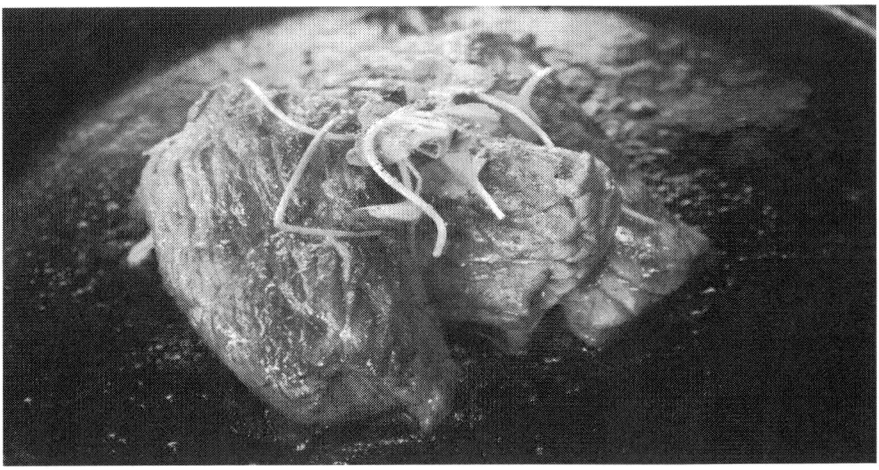

Die nachfolgenden Rezepte, die wir für Dich ausgewählt haben, sind alle sehr einfach nachzukochen. Manche sind zwar etwas aufwendiger in der Zubereitung, gelingen aber auch unerfahrenen Köchen immer. Mit diesen Gerichten kannst Du Deine Eiweiß-Diät problemlos Deinen Bedürfnissen anpassen, da wir auch hier wieder die gesamten Nährwert-Angaben für Dich notiert haben. So wird das Rechnen ganz einfach. Wenn Du keine App benutzt, dann notier Dir Deinen Tagesumsatz und die verbrauchten Kalorien immer gewissenhaft in einer Tabelle. Nur so hast Du stets den Überblick und kannst Deine Werte auch rasch nach oben oder unten korrigieren.

Gebratener Reis mit Ei und Mango

Zubereitungszeit inkl. Reis kochen: ca. 25 Minuten

Nährwertangaben:

- 541 kcal
- 20,8 Gramm Eiweiß
- 18,2 Gramm Fett
- 73,5 Gramm Kohlenhydrate

Zutaten:

- ✓ 80 Gramm Naturreis
- ✓ 1/2 Mango
- ✓ 2 Eier
- ✓ 1 Schalotte
- ✓ 1 Tomate
- ✓ 3 Frühlingszwiebel
- ✓ 1/2 Bund Koriander
- ✓ Fischsauce
- ✓ Sojasauce
- ✓ 1 Chili rot
- ✓ 1 EL Sesamöl

Zubereitung:

Den Reis nach Anleitung im Topf oder Reiskocher zubereiten. Die Mango schälen, entkernen und in kleine Würfel schneiden. Die Eier verquirlen und in der heißen Pfanne stocken lassen. Mit einem Pfannenwender anschließend in kleine Stücke reißen und an den Pfannenrand schieben. Die Schalotte und die Chili hacken und in der selben Pfanne im Sesamöl anschwitzen. Die Tomate klein schneiden und hinzu geben. Das Gemüse mit dem Ei vermengen und nun den gekochten Reis unterheben. Mit Sojasauce und Fischsauce abschmecken, den Koriander fein gehackt unterrühren und anrichten. Großzügig mit in kleine Ringe geschnittenen Frühlingszwiebel bestreuen. Wer mehr Säure mag kann das Gericht mit dem Saft einer Limette beträufeln, dies verleiht dem Reis eine sehr erfrischende Nuance.

Schweinefilet in cremiger Käse-Sauce

Zubereitungszeit: ca 16 Minuten

Nährwertangaben:

- 321,8 kcal
- 38,3 Gramm Eiweiß
- 17 Gramm Fett
- 3,9 Gramm Kohlenhydrate

Zutaten:

- ✓ 150 Gramm Schweinefilet
- ✓ 1/2 Zwiebel
- ✓ 1 Knoblauchzehe
- ✓ Saft einer halben Zitrone
- ✓ 100 ml Brühe
- ✓ 15 Gramm Gorgonzola
- ✓ 2 EL Sahne
- ✓ 3 Salbeiblätter
- ✓ 1 Messerspitze Kümmel
- ✓ Salz und Pfeffer
- ✓ 1 TL Olivenöl

Zubereitung:

Das Schweinefilet in drei gleich große Medaillons schneiden und in der Pfanne ohne Öl je eine Minute von beiden Seiten anbraten. Im vorgeheizten Backrohr bei Ober,- und Unterhitze und 80° Celsius für 12 Minuten fertig garen. Zwiebel und Knoblauch fein hacken und im Olivenöl andünsten. Mit dem Zitronensaft ablöschen und mit der Brühe aufgießen. Die Salbeiblätter hineingeben und kurz aufwallen lassen. Den Gorgonzola hinein bröseln und schmelzen lassen. Mit Sahne verfeinern, mit Kümmel Salz und Pfeffer würzen und zusammen mit den Medaillons servieren.

Putensteak nach Hawaii Art

Zubereitungszeit: ca. 12 Minuten

Nährwertangaben:

- 563,5 kcal
- 69,2 Gramm Eiweiß
- 27,9 Gramm Fett
- 8,9 Gramm Kohlenhydrate

Zutaten:

- ✓ 150 Gramm Putenbrust
- ✓ 50 Gramm Ananas
- ✓ 1 Scheibe Putenschinken oder Rohschinken
- ✓ 2 Scheiben Gouda 16% Fett (ca. 30 Gramm)
- ✓ 1/2 TL Maggi-Kraut (Liebstöckl)
- ✓ 1 TL Olivenöl
- ✓ Salz und Pfeffer

Zubereitung:

Die Pute leicht klopfen, salzen und pfeffern und im Olivenöl von beiden Seiten kurz scharf anbraten. Auf ein mit Backpapier ausgelegtes Backblech geben. Den Schinken auf das Fleisch legen, die Ananas darauf geben, mit Kräutern aromatisieren und mit dem Käse belegen. Im vorgeheizten Backrohr bei Ober,- und Unterhitze und 180° Celsius für 8 Minuten überbacken. Reis oder Kartoffeln passen sehr gut zu diesem Gericht, es schmeckt aber auch "solo" einfach herrlich.

Gemüse Pfannkuchen mit Ziegenkäse

Zubereitungszeit: ca. 15 Minuten

Nährwertangaben:

- 453 kcal
- 37 Gramm Eiweiß
- 31 Gramm Fett
- 6,5 Gramm Kohlenhydrate

Zutaten:

- ✓ 2 Eier
- ✓ 2 EL Mandelmehl
- ✓ 3 EL Milch 0,3% Fett
- ✓ 50 Gramm Ziegenkäse
- ✓ 1/4 Zucchini
- ✓ 1/4 Möhre
- ✓ 1/2 Bund Petersilie
- ✓ 1/4 Paprika rot
- ✓ Salz und Pfeffer
- ✓ 1 TL Olivenöl

Zubereitung:

Die Eier mit dem Mandelmehl und der Milch gut verquirlen, damit ein glatter Pfannkuchenteig entsteht. Den Ziegenkäse klein Würfeln, die Zucchini der Länge nach halbieren und in dünne Scheiben schneiden, die Möhre raspeln und die Paprika in Streifen schneiden. Die Petersilie hacken und das ganze Gemüse samt dem Ziegenkäse unter den Teig mischen. Mit Salz und Pfeffer abschmecken und in einer Pfanne backen. Stocken lassen und mit einem Deckel zudecken, bis der Pfannkuchen gut durchgebacken ist. Zwischendurch an der Pfanne rütteln, damit der Pfannkuchen von unten nicht anbäckt.

Überbackener Lachs

Zubereitungszeit: ca. 15 Minuten

Nährwertangaben:

- 456,3 kcal
- 45,9 Gramm Eiweiß
- 28,3 Gramm Fett
- 4,5 Gramm Kohlenhydrate

Zutaten:

- ✓ 150 Gramm Lachsfilet ohne Haut
- ✓ 1 Schalotte
- ✓ 2 Knoblauchzehen
- ✓ Saft einer halben Zitrone
- ✓ 1/2 Bund Dill
- ✓ 100 ml Brühe oder Fischfond
- ✓ 50 ml Sahne
- ✓ 50 Gramm Gouda
- ✓ Salz und Pfeffer
- ✓ 1 TL Olivenöl

Zubereitung:

Den Lachs in 3 cm große Würfel schneiden. Die Schalotte und den Knoblauch fein hacken und im Olivenöl leicht andünsten. Mit Zitronensaft ablöschen mit der Brühe aufgießen und mit dem Dill aromatisieren. Mit der Sahne verfeinern, salzen und pfeffern. Die Lachswürfel in eine kleine Auflaufform geben und mit der Sauce übergießen. Mit dem Käse belegen und im vorgeheizten Backrohr bei Ober,- und Unterhitze bei 200° Celsius für 10 Minuten überbacken.

Deftiger Linsen-Eintopf

Zubereitungszeit: ca. 65 Minuten

Nährwertangaben:

- 542,1 kcal
- 23 Gramm Eiweiß
- 26,1 Gramm Fett
- 53,8 Gramm Kohlenhydrate

Zutaten:

- ✓ 80 Gramm Linsen
- ✓ 1/2 Möhre
- ✓ 1 Schalotte
- ✓ 2 Knoblauchzehen
- ✓ 2 Scheiben Bacon
- ✓ 1 Stange Staudensellerie
- ✓ 2 Tomaten
- ✓ Saft einer halben Zitrone
- ✓ 1 Spritzer Apfelessig
- ✓ 200 ml Brühe
- ✓ 2 EL Schmand
- ✓ 1 Messerspitze Kümmel
- ✓ 1 Prise Zimtpulver
- ✓ Salz und Pfeffer
- ✓ 1 TL Olivenöl

Zubereitung:

Die Schalotte, den Bacon und den Knoblauch grob hacken und im Olivenöl andünsten. Mit dem Zitronensaft und dem Essig ablöschen und mit der Brühe aufgießen. Die Linsen hinzugeben. Die Linsen müssen für etwa 1 Stunde weich gekocht werden. Nach etwa 45 Minuten die in Scheiben geschnittene Möhre, den klein geschnittenen Stangensellerie und die gewürfelte Tomate hinzufügen. Mit Kümmel, Zimt, Salz und Pfeffer abschmecken. Sobald die Linsen weich sind den Schmand unterrühren, einmal kurz durchrühren und anrichten.

Geschmorte Putenkeule für 2 Personen

Zubereitungszeit: ca. 70 Minuten

Nährwertangaben:

- 683,6 kcal
- 89,1 Gramm Eiweiß
- 22,8 Gramm Fett
- 30,5 Gramm Kohlenhydrate

Zutaten:

- ✓ 350 Gramm bis 400 Gramm Putenkeule mit Knochen
- ✓ 1 Möhre
- ✓ 2 Stangen Staudensellerie
- ✓ 1 Zwiebel
- ✓ 2 Knoblauchzehen
- ✓ 4 kleine Kartoffeln mit Schale
- ✓ 1/2 TL Tomatenmark ohne Zuckerzusatz
- ✓ 300 ml Brühe
- ✓ 2 Zweige Thymian
- ✓ 2 Zweige Rosmarin
- ✓ 1 EL kalte Butter
- ✓ Salz und Pfeffer

Zubereitung:

Die Putenkeule salzen und pfeffern. Möhre, Staudensellerie, Zwiebel und Knoblauch in mundgerechte Stücke schneiden. Die Kartoffeln halbieren und zusammen mit dem Gemüse mit dem Tomatenmark vermischen. Alles in eine Auflaufform geben. Die Pute darauf setzen und ins auf 180° Celsius vorgeheizte Backrohr schieben. Bei Ober,- und Unterhitze für 30 Minuten schmoren. Nun die Kräuter hinzugeben und mit der Brühe übergießen. Für weitere 25 Minuten bei 170° Celsius fertig schmoren lassen. Aus dem Ofen nehmen und die kalte Butter in die Flüssigkeit einrühren. Die Sauce eventuell abschmecken und servieren.

Kokosragout mit Pute

Zubereitungszeit: ca. 12 Minuten

Nährwertangaben:

- 381,3 kcal
- 31,2 Gramm Eiweiß
- 25,3 Gramm Fett
- 7,2 Gramm Kohlenhydrate

Zutaten:

- ✓ 130 Gramm Putenbrust
- ✓ 1 kleiner Bund Frühlingszwiebel
- ✓ 1/2 TL Currypaste rot aus dem Asia Shop
- ✓ 1/2 Paprika rot
- ✓ 150 ml Kokosmilch
- ✓ Saft einer Limette
- ✓ 1/2 Bund Basilikum
- ✓ Fischsauce
- ✓ Sojasauce
- ✓ 1 Spritzer Süßstoff

Zubereitung:

Die Pute in 2 cm große Würfel schneiden und mit der Fischsauce und der Sojasauce marinieren. Das Grün der Frühlingszwiebel in 3 cm lange Stücke schneiden und den weißen Teil in hauchdünne Scheiben schneiden. Die Paprika ebenfalls in Streifen schneiden und den Basilikum grob hacken. Die Currypaste im Wok ohne Öl anrösten und mit der Kokosmilch aufgießen. Mit dem Schneebesen gut durchrühren, damit sich die Paste auflöst. Einmal aufkochen lassen und die Putenbrust mit der Paprika beigeben. Mit dem Limettensaft aromatisieren und bei mittlerer Hitze für etwa 5 Minuten köcheln lassen. Nun den Basilikum und die Frühlingszwiebel dazu geben, für eine Minute durchziehen lassen und servieren. Nach Bedarf mit Fischsauce und Süßstoff abschmecken.

Grüner und weißer Spargel mit Süßkartoffeln und Schnittlauchsauce

---

Zubereitungszeit: ca. 25 Minuten

Nährwertangaben:

- 190,7 kcal
- 9,6 Gramm Eiweiß
- 7,1 Gramm Fett
- 22,1 Gramm Kohlenhydrate

Zutaten:

✓ 80 Gramm Spargel weiß
✓ 100 Gramm Spargel grün
✓ 80 Gramm Süßkartoffeln
✓ 1/2 Bund Schnittlauch
✓ 1 Schalotte
✓ Saft und Abrieb einer halben unbehandelten Zitrone
✓ 100 ml Brühe
✓ 3 EL Hüttenkäse
✓ Salz und Pfeffer
✓ 1 TL Olivenöl
✓ 1 Prise Muskat

Zubereitung:

Den weißen Spargel schälen und die holzigen Enden abschneiden. Beide Sorten in Wasser mit Salz und Essig bissfest kochen und eiskalt abschrecken, damit der Spargel die Farbe behält. Die geschälte Süßkartoffel im auf 200° Celsius vorgeheizten Backrohr bei Ober,- und Unterhitze für 15 Minuten garen. Die Schalotte klein schneiden und im Olivenöl glasig anschwitzen. Mit dem Zitronensaft ablöschen, mit der Brühe aufgießen und mit dem Abrieb aromatisieren. Salzen, pfeffern und mit Muskat würzen. Den Hüttenkäse einrühren und den gehackten Schnittlauch beigeben. Zusammen mit dem Spargel und der Süßkartoffel anrichten.

Blumenkohl Pizza mit vielen Proteinen

Zubereitungszeit: ca. 30 Minuten

Nährwertangaben:

- 791,1 kcal
- 61,7 Gramm Eiweiß
- 57,9 Gramm Fett
- 5,8 Gramm Kohlenhydrate

Zutaten:

- ✓ 100 Gramm Blumenkohl
- ✓ 1 Ei
- ✓ 2 EL Parmesan
- ✓ 1 EL Mandelmehl
- ✓ 1 Tomate
- ✓ 1 Kugel Mozzarella
- ✓ 3 Scheiben Parma Schinken
- ✓ Salz und Pfeffer
- ✓ Oregano
- ✓ 4 Blätter Basilikum

Zubereitung:

Den Blumenkohl im Mixer zerkleinern. Mit dem Ei, dem Parmesan, Oregano, Salz, Pfeffer und dem Mandelmehl gut vermengen. Diese Masse in eine runde Springform füllen und mit feuchten Händen glatt streichen. Für etwa 15 Minuten im auf 160° Celsius vorgeheizten Backrohr bei Ober,- und Unterhitze vorbacken. Aus dem Ofen nehmen, mit Tomatenscheiben, Mozzarella und Parma Schinken belegen und für weitere 10 Minuten bei 180° Celsius backen. Vor dem servieren mit frischem Basilikum garnieren.

Orientalischer Hummus mit gebratenem Lamm

Zubereitungszeit inkl. Koch,- und Einweichzeit: 2,5 Stunden

Nährwertangaben:

- 554,6 kcal
- 34,4 Gramm Eiweiß
- 31, 8 Gramm Fett
- 32,7 Gramm Kohlenhydrate

Zutaten:

- ✓ 60 Gramm Kichererbsen trocken
- ✓ 150 Gramm Lammfilet
- ✓ 1/2 Bund Petersilie
- ✓ 2 EL Olivenöl
- ✓ 1 Prise Zimt
- ✓ 1 Prise Anispulver
- ✓ 1 Prise Nelkenpulver
- ✓ 2 Knoblauchzehen
- ✓ 1 EL Joghurt
- ✓ Saft und Abrieb einer halben unbehandelten Zitrone
- ✓ Salz und Pfeffer

Zubereitung:

Die Kichererbsen für 30 Minuten einweichen, gut abspülen und anschließend für 2 Stunden in Salzwasser weich kochen und abseihen. Die Kichererbsen mit der Petersilie, dem Olivenöl, Zimt, Anis, Nelkenpulver, Knoblauch, Abrieb und Saft der Zitrone und Joghurt in den Mixer geben. Zu einem geschmeidigen Brei mixen und mit Salz und Pfeffer abschmecken. Das Lamm in der Zwischenzeit in einer Pfanne ohne Öl von beiden Seiten scharf anbraten. Im Ofen bei 80° Celsius für 10 Minuten bei Ober,- und Unterhitze fertig garen. Das Filet in Tranchen schneiden und zusammen mit dem Hummus servieren.

Aromatischer Saibling in der Alufolie gegart

Zubereitungszeit: ca. 15 Minuten

Nährwertangaben:

- 85,6 kcal
- 15,6 Gramm Eiweiß
- 1,6 Gramm Fett
- 2,2 Gramm Kohlenhydrate

Zutaten:

- ✓ 150 Gramm Saiblingsfilet
- ✓ 2 Schalotten
- ✓ 4 cm von der Ingwerknolle
- ✓ 1 EL Kerbel gehackt
- ✓ 1 TL Dill gehackt
- ✓ Saft einer Limette
- ✓ Abrieb einer halben unbehandelten Orange
- ✓ Salz und Pfeffer

Zubereitung:

Die Schalotten schälen und vierteln. Den Ingwer schälen und in feine Streifen schneiden. Den Fisch salzen, pfeffern und mit Limettensaft beträufeln. Nun den Fisch mit der Hautseite nach unten auf eine Alufolie legen. Mit den Kräutern, dem Ingwer, den Schalotten belegen und mit dem Abrieb aromatisieren. Die Alufolie zu einem Päckchen verschließen. Im auf 170° Celsius vorgeheizten Backrohr bei Ober,- und Unterhitze für etwa 10 Minuten garen. Samt dem Päckchen anrichten und erst vor dem essen öffnen. Der aromatische Duft ist einfach atemberaubend.

Saure Leber mit Champignons

Zubereitungszeit: ca. 10 Minuten

Nährwertangaben:

- 349,7 kcal
- 32,6 Gramm Eiweiß
- 15,3 Gramm Fett
- 20,4 Gramm Kohlenhydrate

Zutaten:

- ✓ 130 Gramm Kalbsleber
- ✓ 1/2 Zwiebel
- ✓ 1 Knoblauchzehe
- ✓ 80 Gramm Champignons
- ✓ 1/2 cm von der Ingwerknolle
- ✓ 10 Gramm Speck gewürfelt
- ✓ 2 EL Apfelessig
- ✓ 100 ml Brühe
- ✓ 2 EL saure Sahne
- ✓ Salz und Pfeffer
- ✓ 1 Prise Kümmel gemahlen
- ✓ 1 EL Olivenöl

Zubereitung:

Die Leber in dünne Streifen schneiden. Zwiebel, Knoblauch und Ingwer klein hacken und die Champignons vierteln. Die Kalbsleber im Olivenöl scharf anbraten und aus der Pfanne nehmen. In der selben Pfanne Zwiebel, Knoblauch, Ingwer und Speck anbraten und die Champignons hinzufügen. Mit dem Apfelessig ablöschen und mit der Brühe aufgießen. Die saure Sahne mit einem Schneebesen einrühren und die Leber wieder hinzu geben. Mit Salz, Pfeffer und Kümmel abschmecken, kurz durchschwenken und anrichten.

Filet vom Kaninchen mit cremigem Pfirsich-Spinat

Zubereitungszeit: ca. 15 Minuten

Nährwertangaben:

- 397,1 kcal
- 29,4 Gramm Eiweiß
- 25,1 Gramm Fett
- 13,4 Gramm Kohelnhydrate

Zutaten:

- ✓ 150 Gramm Kaninchen-Filet
- ✓ 2 Zweige Thymian
- ✓ 1 Zweig Rosmarin
- ✓ 1 Schalotte
- ✓ 1 Pfirsich
- ✓ 100 Gramm Blattspinat
- ✓ 1 TL Pinienkerne (etwa 10 Gramm)
- ✓ 2 EL Creme Fraiche
- ✓ Salz und Pfeffer
- ✓ 1 Prise Muskat
- ✓ 2 EL Olivenöl

Zubereitung:

Das Fleisch salzen und pfeffern und mit dem Thymian und dem Rosmarin in 1 EL Olivenöl scharf anbraten. Im auf 90° Celsius vorgeheizten Backrohr bei Ober,- und Unterhitze zusammen mit den Kräutern für 12 Minuten garen. Den Blattspinat in Salzwasser kurz blanchieren und in Eiswasser abschrecken, damit er seine schöne grüne Farbe behält. Die Schalotte klein schneiden, den Pfirsich entsteinen und in dünne Spalten teilen. Die Schalotte und die Pinienkerne in 1 EL Olivenöl anrösten. Die Pfirsiche und den Blattspinat hinzu geben, mit Salz, Pfeffer und Muskat würzen und mit der Creme Fraiche verfeinern. Zusammen mit dem in Tranchen geschnittenen Fleisch anrichten.

Steak vom Rinderfilet mit Schmorzwiebeln

Zubereitungszeit: ca. 20 Minuten

Nährwertangaben:

- 267,4 kcal
- 29,7 Gramm Eiweiß
- 14,2 Gramm Fett
- 5,2 Gramm Kkohlenhydrate

Zutaten:

- ✓ 150 Gramm Rinderfilet
- ✓ 2 Zwiebel rot
- ✓ 1/2 TL Tomatenmark ohne Zuckerzusatz
- ✓ Saft und Abrieb einer halben unbehandelten Blutorange
- ✓ 50 ml Brühe
- ✓ 3 Salbeiblätter
- ✓ 2 EL Olivenöl
- ✓ Salz und Pfeffer

Zubereitung:

Das Fleisch salzen und pfeffern und in einer Grillpfanne ohne Öl von beiden Seiten scharf anbraten. Im auf 70° Celsius vorgeheizten Backrohr bei Ober,- und Unterhitze für 15 Minuten fertig garen. Die Zwiebel halbieren und in Streifen schneiden und im Olivenöl braun anrösten. Das Tomatenmark hinzugeben und kurz mitrösten. Mit dem Saft der Blutorange ablöschen, mit dem Abrieb aromatisieren und mit der Brühe aufgießen. den Salbei hinzugeben, kurz aufkochen und auf die Hälfte einreduzieren lassen. Mit Salz und Pfeffer abschmecken und zusammen mit dem Steak anrichten.

Lammschmortopf

Zubereitungszeit: ca. 70 Minuten

Nährwertangaben:

- 378,6 kcal
- 26,6 Gramm Eiweiß
- 20,2 Gramm Fett
- 22,6 Gramm Kohlenhydrate

Zutaten:

- ✓ 150 Gramm Lammschulter
- ✓ 1/2 Dose Tomaten ohne Zuckerzusatz
- ✓ 1/2 Zwiebel
- ✓ 2 Knoblauchzehen
- ✓ 2 kleine Kartoffeln
- ✓ 1 Lorbeerblatt
- ✓ 2 Zweige Rosmarin
- ✓ 1/2 Möhre
- ✓ Salz und Pfeffer
- ✓ 1/2 Knolle Fenchel
- ✓ 150 ml Brühe

Zubereitung:

Das Lamm würfeln, die Zwiebel grob hacken, Karotte in Scheiben schneiden, Knoblauch zerdrücken, die Kartoffel schälen und vierteln, den Fenchel grob raspeln und alles zusammen mit den Dosentomaten, Lorbeerblatt, Rosmarin und der Brühe in einen Römertopf geben. Mit der Brühe übergießen und für 1 Stund im vorgeheizten Backrohr bei 170° Celsius garen lassen. Wer keinen Römertopf besitzt kann auch eine Auflaufform verwenden, die mit Alufolie abgedeckt wird.

Rehgeschnetzeltes mit Schwarzwurzeln

Zubereitungszeit: ca. 15 Minuten

Nährwertangaben:

- 281,7 kcal
- 22,1 Gramm Eiweiß
- 19,3 Gramm Fett
- 4,9 Gramm Kohlenhydrate

Zutaten:

- ✓ 130 Gramm Rehrücken
- ✓ 1 Schalotte
- ✓ 80 Gramm Schwarzwurzeln
- ✓ 100 ml Brühe
- ✓ 2 EL Schmand
- ✓ 1 Messerspitze Piment gemahlen
- ✓ 1 Prise Kümmel gemahlen
- ✓ 1 Prise Zimtpulver
- ✓ 1 Zweig Rosmarin
- ✓ 1 EL Petersilie gehackt
- ✓ 2 TL Olivenöl
- ✓ Salz und Pfeffer

Zubereitung:

Den Rehrücken in dünne Streifen schneiden und in 1 TL Olivenöl scharf anbraten und aus der Pfanne nehmen. Die Schalotte fein hacken, die Schwarzwurzeln schälen und in etwa 3 cm lange Stücke schneiden. Die Schalotte in Olivenöl glasig anschwitzen und mit der Brühe aufgießen. Die Schwarzwurzeln, die Kräuter und die Gewürze beifügen und bei mittlerer Hitze etwa 7 Minuten köcheln lassen. Das Fleisch hinzufügen und mit dem Schmand verfeinern. Mit Salz und Pfeffer abschmecken und für 2 Minuten ohne Hitze ziehen lassen.

Kalbsrückensteak mit Kartoffelspalten

Zubereitungszeit: ca 40 Minuten

Nährwertangaben:

- 275,1 kcal
- 27,3 Gramm Eiweiß
- 13,1 Gramm Fett
- 12 Gramm Kohlenhydrate

Zutaten:

- ✓ 160 Gramm Kalbsrücken
- ✓ 2 kleine Kartoffeln
- ✓ 1/2 TL Currypaste rot aus dem Asia Shop
- ✓ 2 TL Olivenöl
- ✓ Salz und Pfeffer

Zubereitung:

Das Fleisch salzen und pfeffern und in einer Grillpfanne ohne Fett auf jeder Seite für je eine Minute scharf anbraten. Im vorgeheizten Backrohr bei Ober,- und Unterhitze und 80° Celsius für 12 Minuten fertig garen. Die Kartoffeln mit der Schale in Spalten schneiden, die Currypaste mit dem Olivenöl gut verrühren und die Kartoffeln darin marinieren. Auf ein mit Backpapier ausgelegtes Backblech legen und für etwa 30 Minuten bei 180° Celsius Ober,- und Unterhitze backen. Zusammen mit dem Fleisch servieren. Die Menge der Kartoffeln kann natürlich entsprechend Deines Bedarfs angepasst werden.

Pilzpfanne mit Tofu

Zubereitungszeit: ca. 15 Minuten

Nährwertangaben:

- 438,2 kcal
- 30,4 Gramm Eiweiß
- 29,1 Gramm Fett
- 13,7 Gramm Kohlenhydrate

Zutaten:

- ✓ 120 Gramm Tofu geräuchert
- ✓ 1/2 Zwiebel rot
- ✓ 50 Gramm Champignons
- ✓ 50 Gramm Austernpilze
- ✓ 50 Gramm Egerlinge (braune Champignons)
- ✓ 1/2 Paprika rot
- ✓ Saft und Abrieb einer unbehandelten Zitrone
- ✓ 100 ml Brühe
- ✓ 50 ml Sahne
- ✓ 1 EL Petersilie gehackt
- ✓ 1 EL Schnittlauch gehackt zum Bestreuen
- ✓ 1 EL Olivenöl
- ✓ 1 Prise Kümmel gemahlen
- ✓ Majoran gerebelt
- ✓ Salz und Pfeffer

Zubereitung:

Den Tofu in Würfel schneiden, die Zwiebel hacken, die Pilze vierteln, die Austernpilze rupfen und die Paprika in Streifen schneiden. Die Zwiebel im Olivenöl anschwitzen, die Pilze hinzu geben, mit Zitronensaft ablöschen und mit der Brühe aufgießen. Paprika und Tofu ebenfalls in die Pfanne geben und alles für 10 Minuten bei schwacher Hitze köcheln lassen. Mit dem Abrieb und den Kräutern aromatisieren, mit Kümmel, Salz und Pfeffer würzen und mit der Sahne verfeinern. Vor dem Servieren großzügig mit Schnittlauch bestreuen.

Fischpfanne mit Sellerie-Gemüse

Zubereitungszeit: ca. 17 Minuten

Nährwertangaben:

- 263,4 kcal
- 32,8 Gramm Eiweiß
- 11,8 Gramm Fett
- 6,5 Gramm Kohlenhydrate

Zutaten:

- ✓ 50 Gramm Lachsfilet ohne Haut
- ✓ 50 Gramm Dorsch
- ✓ 50 Gramm Barsch
- ✓ 1/2 Zwiebel
- ✓ 3 Knoblauchzehen
- ✓ 1 Stange Staudensellerie
- ✓ 1/2 Fenchel
- ✓ 30 Gramm Knollensellerie
- ✓ 1/2 Bund Dill
- ✓ 2 EL Frischkäse
- ✓ 150 ml Brühe
- ✓ 1 filetierte Zitrone
- ✓ Salz und Pfeffer
- ✓ 1 Spritzer Süßstoff
- ✓ 1 Prise Nelkenpulver
- ✓ 1 EL Olivenöl

Zubereitung:

Zwiebel und Knoblauch klein schneiden, den Knollensellerie raspeln und den Staudensellerie in Ringe schneiden, den Fenchel in Streifen schneiden und den Dill hacken. Die Fische in 2 cm große Würfel schneiden. Zwiebel, Knoblauch und geraspelten Knollensellerie in Öl leicht anschwitzen. Mit der Brühe aufgießen und einmal aufkochen lassen. Die Fische hinzugeben und auch das restliche Gemüse in die Pfanne geben. Für etwa 5 Minuten köcheln lassen.
Die Zitronenfilets beimengen und weiterkochen lassen. Mit dem Frischkäse verfeinern und mit dem Dill aromatisieren. Mit Salz, Pfeffer, Nelkenpulver und Süßstoff abschmecken und servieren.

Entenbrust mit Tomaten-Würfel

Zubereitungszeit: ca. 45 Minuten

Nährwertangaben:

- 429,4 kcal
- 22,4 Gramm Eiweiß
- 33,8 Gramm Fett
- 8,9 Gramm Kohlenhydrate

Zutaten:

- ✓ 150 Gramm Entenbrust mit Haut
- ✓ 2 Schalotten
- ✓ 4 Knoblauchzehen
- ✓ 3 Tomaten
- ✓ 1/2 Bund Basilikum
- ✓ 1 TL Oregano gehackt
- ✓ 1 EL Petersilie gehackt
- ✓ 140 ml Brühe
- ✓ Saft einer Limette
- ✓ Salz und Pfeffer

Zubereitung:

Die Entenbrust auf der Hautseite in Rauten einschneiden und mit der Hautseite nach unten in einen Bräter legen. Schalotten und Knoblauch fein hacken, die Tomaten würfeln und den Basilikum grob zupfen. Den Bräter auf den Herd stellen und die Ente anbraten. Knoblauch und Schalotten ebenfalls hinzu geben. Mit der Brühe aufgießen und in den Ofen schieben. Bei 160° Celsius Ober,- und Unterhitze für 20 Minuten garen. Nun die Kräuter und die Tomaten hinzugeben, mit Zitronensaft aromatisieren und die Entenbrust umdrehen. Die Hautseite soll nun nach oben sehen. Für weitere 20 Minuten fertig garen.

Heilbutt mit Kartoffel-Kräuterstampf

Zubereitungszeit: ca. 25 Minuten

Nährwertangaben:

- 473,1 kcal
- 28,7 Gramm Eiweiß
- 32,3 Gramm Fett
- 16,9 Gramm Kohlenhydrate

Zutaten:

- ✓ 150 Gramm Heilbutt
- ✓ 100 Gramm Kartoffeln
- ✓ 50 Gramm Mascarpone
- ✓ 1 EL Petersilie gehackt
- ✓ 1 TL Kerbel gerebelt
- ✓ 1 TL Schnittlauch fein geschnitten
- ✓ Saft einer Limette
- ✓ Salz und Pfeffer
- ✓ etwas Muskat gerieben
- ✓ 1/2 TL Trüffelöl
- ✓ 1 TL Olivenöl

Zubereitung:

Den Fisch salzen, pfeffern und säuern und in 1 TL Olivenöl von beiden Seiten schön glasig braten. Die Kartoffeln ohne Schale in Salzwasser weich kochen. Das Wasser abseihen, salzen, pfeffern und mit Muskat würzen. Die Mascarpone hinzugeben und die Kräuter untermischen. Mit dem Stampfer gut durchstampfen. Mit dem Trüffelöl verfeinern und mit dem Fisch anrichten.

Ingwer Hühnchen mit Brokkoli

Zubereitungszeit: ca. 12 Minuten

Nährwertangaben:

- 295,2 kcal
- 44,3 Gramm Eiweiß
- 10 Gramm Fett
- 7 Gramm Kohlenhydrate

Zutaten:

- ✓ 130 Gramm Hühnerbrust
- ✓ 100 Gramm Brokkoli
- ✓ 3 cm von der Ingwerknolle
- ✓ 1/2 Paprika gelb
- ✓ 10 Gramm Sojasprossen
- ✓ 1 Messerspitze indisches Currypulver gelb
- ✓ 1 TL Walnüsse gehackt
- ✓ 1 EL Kokosöl
- ✓ Sojasauce
- ✓ Fischsauce
- ✓ 1 Spritzer Zitronensaft

Zubereitung:

Den Brokkoli für 3 Minuten blanchieren, eiskalt abschrecken und in kleine Röschen schneiden. Die Hühnerbrust würfeln und mit Fischsauce, Sojasauce, Currypulver und Zitronensaft marinieren. Die Walnüsse im Kokosöl anrösten und das Fleisch mit dem fein geschnittenen Ingwer hinzugeben. Gut anbraten und den Brokkoli beimengen. Gut durchschwenken und die Sojasprossen unterheben. Ohne Hitze für weitere 2 Minuten ziehen lassen, mit Sojasauce und Fischsauce abschmecken und servieren.

Fischrahm-Gulasch mit Kräuterseitlingen

Zubereitungszeit: ca. 15 Minuten

Nährwertangaben:

- 285,4 kcal
- 28,6 Gramm Eiweiß
- 15,8 Gramm Fett
- 7,2 Gramm Kohlenhydrate

Zutaten:

- ✓ 150 Gramm Schellfisch
- ✓ 100 Gramm Kräuterseitlinge
- ✓ 1/2 Zwiebel
- ✓ 1/2 TL Tomatenmark ohne Zuckerzusatz
- ✓ 200 ml Fischfond oder Brühe
- ✓ 1/2 TL Majoran gerebelt
- ✓ 3 Cherry Tomaten
- ✓ 1 Messerspitze Paprikapulver scharf
- ✓ 1/2 TL Paprikapulver edelsüß
- ✓ 20 ml Sahne
- ✓ 1 Prise Kümmel gemahlen
- ✓ Salz und Pfeffer
- ✓ 1 EL Olivenöl

Zubereitung:

Die Zwiebel klein schneiden und im Olivenöl mit dem Tomatenmark und dem Paprikapulver anrösten. Mit der Brühe aufgießen und die Pilze hinzugeben. Den Fisch in 2 cm große Stücke schneiden und ebenfalls in die Pfanne geben. Salzen, pfeffern und mit Kümmel würzen und für etwa 10 Minuten bei mittlerer Hitze dünsten. Nun die Tomaten halbieren und mit den Kräutern hinzu fügen. Mit der Sahne verfeinern und mit Salz und Pfeffer abschmecken.

Beiried-Steak mit Rahmwirsing

Zubereitungszeit: ca. 10 Minuten

Nährwertangaben:

- 415,1 kcal
- 38,4 Gramm Eiweiß
- 25,5 Gramm Fett
- 8 Gramm Kohlenhydrate

Zutaten:

- ✓ 150 Gramm Beiried
- ✓ 1/2 Zwiebel
- ✓ 100 Gramm Wirsing
- ✓ 100 ml Brühe
- ✓ 50 ml Sahne
- ✓ 1/2 Bund Estragon
- ✓ Salz und Pfeffer
- ✓ 1 Prise Muskat gemahlen
- ✓ 1 Prise Kümmelpulver
- ✓ 2 TL Olivenöl

Zubereitung:

Die Beiried salzen und pfeffern und in 1 TL Olivenöl von beiden Seiten für etwa je 2 Minuten rosa braten. Die Zwiebel in Scheiben schneiden und in 1 TL Olivenöl glasig anschwitzen. Den Wirsing in 1 cm dicke Streifen schneiden und zum Zwiebel geben. Kurz durchschwenken und mit der Brühe aufgießen. Für 3 Minuten köcheln lassen, mit Salz, Pfeffer, Kümmel und Muskat würzen, mit der Sahne verfeinern und mit dem Estragon aromatisieren. Kurz ziehen lassen und mit dem Steak servieren.

Thailändische Tom Kha Gai Suppe - Kokossuppe mit Huhn

Zubereitungszeit: ca. 10 Minuten

Nährwertangaben:

- 313,7 kcal
- 27,8 Gramm Eiweiß
- 20,9 Gramm Fett
- 3,6 Gramm Kohlenhydrate

Zutaten:

- ✓ 80 Gramm Hühnerbrust
- ✓ 2 Limettenblätter
- ✓ 1 Stange Zitronengras
- ✓ 2 Chili rot
- ✓ 100 ml Brühe
- ✓ 120 ml Kokosmilch
- ✓ 2 Champignons
- ✓ 2 Cherry Tomaten
- ✓ 1 cm von der Ingwerknolle
- ✓ 1 Spritzer Süßstoff
- ✓ Sojasauce
- ✓ Fischsauce
- ✓ Koriander zum Bestreuen

Zubereitung:

Die Brühe mit den Limettenblättern und dem in 2 cm geschnittenen Zitronengras aufkochen lassen. Die Chili-Schoten grob zerdrücken und mit dem in Scheiben geschnittenen Ingwer ebenfalls hinein geben. Das Hühnchen in Würfel schneiden und in der Brühe köcheln lassen. Mit Kokosmilch aufkochen und die Hitze auf ein Minimum reduzieren. Champignons und Tomaten vierteln und ebenfalls in die Suppe geben. Mit Süßstoff, Sojasauce und Fischsauce abschmecken, kurz durchziehen lassen und anrichten.

Schnelle Gemüsecremesuppe

Zubereitungszeit: ca. 10 Minuten

Nährwertangaben:

- 127,1 kcal
- 3,5 Gramm Eiweiß
- 10,3 Gramm Fett
- 5,1 Gramm Kohlenhydrate

Zutaten:

- ✓ 1/2 Zucchini
- ✓ 3 Stangen Spargel grün
- ✓ 1 Schalotte
- ✓ 1 Stange Staudensellerie
- ✓ 30 Gramm Blumenkohl
- ✓ 150 ml Brühe
- ✓ 50 ml Sahne
- ✓ Saft einer halben Zitrone
- ✓ 1 TL Koriander gehackt
- ✓ 1 Prise Muskat gerieben
- ✓ Salz und Pfeffer
- ✓ Schnittlauch zum Bestreuen

Zubereitung:

Das Gemüse in grobe Stücke schneiden und zusammen mit dem Koriander in der Brühe weich kochen. Mit dem Zauberstab fein pürieren, mit dem Zitronensaft aromatisieren und mit Salz, Pfeffer und Muskat würzen. Mit der Sahne verfeinern, einmal kurz aufkochen lassen und vor dem Servieren mit Schnittlauch großzügig bestreuen.
Diese Suppe kannst Du nach diesem Schema mit beliebigem Gemüse herstellen. Sie ist einfach und schnell gezaubert und schmeckt immer.

Malfatti - italienische Spinatknödelchen

Zubereitungszeit: ca. 20 Minuten

Nährwertangaben:

- 209,9 kcal
- 17,3 Gramm Eiweiß
- 13,5 Gramm Fett
- 4,8 Gramm Kohlenhydrate

Zutaten:

- ✓ 150 Gramm Blattspinat
- ✓ 30 Gramm Ricotta
- ✓ 1 Eigelb
- ✓ 1 EL Mandelmehl
- ✓ Salz, Pfeffer
- ✓ 1 Prise Muskat gerieben
- ✓ 4 Blätter Salbei
- ✓ 1 EL Butter
- ✓ 1 TL Parmesan gerieben

Zubereitung:

Den Blattspinat in Salzwasser kurz blanchieren und in Eiswasser abschrecken, danach fein hacken. Ricotta, Eigelb und Mandelmehl glatt rühren und den Blattspinat untermischen. Den Teig mit Salz, Pfeffer und Muskat abschmecken. Salzwasser zum Kochen bringen und mit einem Löffel kleine Knödelchen aus dem Teig stechen.
Diese ins kochende Wasser gleiten lassen und so lange kochen, bis sie an der Oberfläche schwimmen. Anschließend aus dem Wasser nehmen. In einer Pfanne die Butter zum Schmelzen bringen, den Salbei beifügen und die Knödelchen in der Butter schwenken. Anrichten und mit dem geriebenen Parmesan bestreuen.

Hüftsteak vom Hirschkalb mit Speckpilzen

Zubereitungszeit: ca. 15 Minuten

Nährwertangaben:

- 396,3 kcal
- 36,3 Gramm Eiweiß
- 25,9 Gramm Fett
- 4,5 Gramm Kohlenhydrate

Zutaten:

- ✓ 180 Gramm Hüftsteak vom Hirschkalb
- ✓ 2 EL gewürfelten Speck
- ✓ 50 Gramm Pfifferlinge
- ✓ 50 Gramm Steinpilze
- ✓ 1 Zweig Rosmarin
- ✓ 1 EL Petersilie
- ✓ 2 EL Schmand
- ✓ Salz und Pfeffer
- ✓ Saft einer Limette
- ✓ 1 EL Olivenöl

Zubereitung:

Das Steak in der Pfanne mit etwas Öl von beiden Seiten scharf anbraten. Die Speckwürfel mit in die Pfanne geben. Die Pilze waschen, putzen und Klein schneiden. Ebenfalls in die Pfanne geben. Den Schmand unterrühren und die Kräuter beigeben. Mit Salz, Pfeffer und Zitronensaft abschmecken, das Steak in der Sauce wenden und für etwa 3 Minuten bei mittlerer Hitze gar ziehen lassen.

Gedünstete Meeräsche mit Artischocken

Zubereitungszeit: ca. 25 Minuten

Nährwertangaben:

- 194 kcal
- 29,2 Gramm Eiweiß
- 6 Gramm Fett
- 5,9 Gramm Kohlenhydrate

Zutaten:

- ✓ 150 Gramm Filet von der Meeräsche
- ✓ 2 Artischockenherzen
- ✓ 1 Schalotte
- ✓ 1/2 Kohlrabi
- ✓ 2 Cherry Tomaten
- ✓ Saft einer Limette
- ✓ 200 ml Brühe
- ✓ 1/2 Bund Zitronenmelisse
- ✓ 1 EL Kerbel gehackt
- ✓ 1 Zweig Rosmarin gehackt
- ✓ Salz und Pfeffer

Zubereitung:

Den Fisch in 3 cm große Stücke schneiden, die Artischocken vierteln, die Schalotte in dünne Scheiben schneiden, den Kohlrabi stifteln und die Tomaten halbieren. Den Fisch und das Gemüse in eine Auflaufform geben, mit den Kräutern vermengen, salzen und pfeffern und mit dem Limettensaft aromatisieren. Mit der Brühe aufgießen und in den auf 170° Celsius vorgeheizten Backofen schieben. Bei Ober,- und Unterhitze für etwa 15 Minuten garen.

Gesunde und leckere Smoothies für zwischendurch und abends

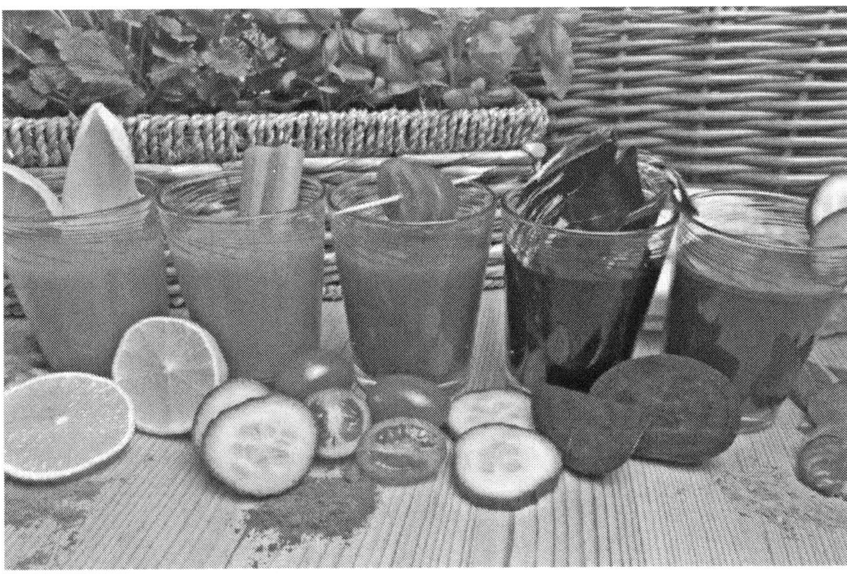

Unsere leckeren Smoothies mit frischem Obst und Gemüse werden Dich garantiert begeistern. Sie sorgen für den idealen Energie-Kick. Durch das Casein sind sie auch wunderbar für den Genuss am Abend geeignet. Das Eiweiß des Caseins ist sehr langsam verdaulich und regt somit quasi im Schlaf den Muskelaufbau an.

Grüner Smoothie mit einer Extra-Portion Casein

Zubereitungszeit: ca. 5 Minuten

Nährwertangaben:

- 104,9 kcal
- 18,3 Gramm Eiweiß
- 0,5 Gramm Fett
- 6,8 Gramm Kohlenhydrate

Zutaten:

- ✓ 150 ml grüner Tee
- ✓ 50 Gramm Spinat
- ✓ 1/2 Apfel
- ✓ 2 Brokkolirosen
- ✓ 1 Prise Himalaya Steinsalz
- ✓ Saft einer halben Limette
- ✓ 20 Gramm Casein Pulver

Zubereitung:

Alle Zutaten in den Mixer oder Smoothie Maker geben und zu einem cremigen Shake verarbeiten. Für unterwegs den Smoothie in einen Shaker füllen und kurz vor dem genießen noch einmal kräftig durchschütteln.

Rhabarber Smoothie mit Erdbeeren

Zubereitungszeit: ca. 5 Minuten

Nährwertangaben:

- 114,3 kcal
- 20,3 Gramm Eiweiß
- 0,3 Gramm Fett
- 7,6 Gramm Kohlenhydrate

Zutaten:

- ✓ 1/2 Stange Rhabarber
- ✓ 4 Erdbeeren frisch oder TK ohne Zuckerzusatz
- ✓ 20 Gramm Casein Pulver
- ✓ 2 EL Frischkäse
- ✓ 150 ml grüner Tee
- ✓ Süßstoff nach Bedarf

Zubereitung:

Den Rhabarber von den harten Fäden an der Seite und dem Strunk befreien und in grobe Stücke schneiden. Mit den restlichen Zutaten in den Mixer oder Smoothie Maker geben und zu einem cremigen Shake verarbeiten. An heißen Tagen kannst Du den Smoothie mit einigen Eiswürfeln genießen. Wenn Dein Mixer stark genug ist, kannst Du die Eiswürfel auch gleich mit in den Mixer geben und erhältst so einen erfrischenden Slushy.

Pfirsich Maracuja Smoothie

Zubereitungszeit: ca. 5 Minuten

Nährwertangaben:

- 124,2 kcal
- 18 Gramm Eiweiß
- 0,2 Gramm Fett
- 12,6 Gramm Kohlenhydrate

Zutaten:

- ✓ 1 Pfirsich
- ✓ 2 Maracujas
- ✓ 20 Gramm Casein Protein Pulver
- ✓ Saft einer halben Orange
- ✓ 150 ml weißen Tee
- ✓ Süßstoff nach Bedarf

Zubereitung:

Alle Zutaten im Mixer oder Smoothie Maker zu einem köstlichen Drink verarbeiten. Du kannst anstatt des weißen Tees auch jeden beliebigen Kräutertee verwenden, der Dir besonders gut schmeckt.

Asiatischer Smoothie mit Ingwer, Mango und Kokos

Zubereitungszeit: ca. 5 Minuten

Nährwertangaben:

- 294,4 kcal
- 19 Gramm Eiweiß
- 14 Gramm Fett
- 23,1 Gramm Kohlenhydrate

Zutaten:

- ✓ 1 cm von der Ingwerknolle
- ✓ 1/2 Mango
- ✓ 50 ml Kokosmilch
- ✓ 1 EL Kokosraspeln
- ✓ 20 Gramm Casein Pulver
- ✓ 100 ml Ananassaft ohne Zuckerzusatz
- ✓ Süßstoff nach Bedarf

Zubereitung:

Den Ingwer und die Mango schälen und zusammen mit den restlichen Zutaten in den Mixer oder Smoothie Maker geben. Wer es weniger süß mag lässt den Süßstoff weg und verwendet anstatt des Ananassaft Kräutertee oder Wasser mit Limettensaft.

Cremiger Eiweiß-Smoothie mit Schokolade und Minze

Zubereitungszeit: ca. 5 Minuten

Nährwertangaben:

- 226,3 kcal
- 26 Gramm Eiweiß
- 7,5 Gramm Fett
- 13,7 Gramm Kohlenhydrate

Zutaten:

- ✓ 1/2 Bund Minze
- ✓ 200 Gramm Joghurt
- ✓ 20 Gramm Casein Proteinpulver mit Schokoladengeschmack
- ✓ Saft einer halben Limette
- ✓ 1 Prise Himalaya Steinsalz
- ✓ Süßstoff nach Bedarf

Zubereitung:

Alle Zutaten im Mixer oder Smoothie Maker zu einem wunderbar cremigen Shake verarbeiten. Anstatt des Joghurts kannst Du auch Kefir, Milch oder Mandelmilch verwenden. Auch ein griechischer Joghurt passt hervorragend zu diesem Rezept.

Bananen Smoothie mit Haselnuss und Vanille

Zubereitungszeit: ca. 5 Minuten

Nährwertangaben:

- 274,8 kcal
- 22,6 Gramm Eiweiß
- 10 Gramm Fett
- 23,6 Gramm Kohlenhydrate

Zutaten:

- ✓ 1 Banane
- ✓ 1 EL Haselnüsse
- ✓ 20 Gramm Casein Proteinpulver mit Vanillegeschmack
- ✓ Mark einer viertel Vanilleschote
- ✓ 150 ml Milch 0,3% Fett
- ✓ Süßstoff nach Bedarf

Zubereitung:

Die Haselnüsse in einer beschichteten Pfanne ohne Öl kurz rösten, abkühlen lassen und anschließend mit den übrigen Zutaten in den Mixer oder Smoothie Maker geben. Zu einem leckeren Shake verarbeiten und nach Bedarf süßen. Di kannst anstatt der fettarmen Milch auch Vollmilch, Sojamilch oder Mandelmilch verwenden.

Gurken Eiweiß-Smoothie mit Koriander

Nährwertangaben:

- 201,2 kcal
- 26,2 Gramm Eiweiß
- 5,6 Gramm Fett
- 11,5 Gramm Kohlenhydrate

Zutaten:

- ✓ 1/4 Salatgurke
- ✓ 1/2 Bund Koriander
- ✓ 1 Chili rot
- ✓ Saft einer Limette
- ✓ 2 EL Frischkäse
- ✓ 1 cm von der Ingwerknolle
- ✓ 1 Prise Himalaya Steinsalz
- ✓ 20 Gramm Casein Pulver
- ✓ 150 Gramm Kefir

Zubereitung:

Alle Zutaten im Smoothie Maker oder Mixer zu einem leckeren Shake verarbeiten. Dieser Proteinshake ist ein wahrer Booster für Deinen Stoffwechsel und ein toller Gute-Nacht-Drink.

Orangen Smoothie mit Guave

Zubereitungszeit: ca. 5 Minuten

Nährwertangaben:

- 282,4 kcal
- 22,3 Gramm Eiweiß
- 15,2 Gramm Fett
- 14,1 Gramm Kohlenhydrate

Zutaten:

- ✓ 1 Orange
- ✓ 1/2 Guave
- ✓ 1 Kiwi
- ✓ 20 Gramm Casein Pulver
- ✓ 150 Gramm griechischer Joghurt
- ✓ Süßstoff nach Bedarf

Zubereitung:

Die Orange schälen und filetieren, die Kiwi schälen und von der Guave den Strunk entfernen. Mit den restlichen Zutaten in dem Mixer oder Smoothie Maker geben. Nach Bedarf süßen.

Birnen-Eiweiß-Smoothie mit Walnüssen

Zubereitungszeit: ca. 5 Minuten

Nährwertangaben:

- 234,5 kcal
- 22 Gramm Eiweiß
- 10,1 Gramm Fett
- 13,9 Gramm Kohlenhydrate

Zutaten:

- ✓ 80 Gramm Birne
- ✓ 20 Gramm Casein Pulver
- ✓ 1 EL Walnüsse gehackt
- ✓ 3 Blätter Minze
- ✓ 2 EL Quark
- ✓ 150 ml Pfefferminztee
- ✓ Süßstoff nach Bedarf

Zubereitung:

Die Walnüsse in einer beschichteten Pfanne ohne Öl rösten, etwas auskühlen lassen und mit den übrigen Zutaten im Standmixer oder Smoothie-Maker zu einem cremigen Shake verarbeiten. Nach Bedarf süßen und genießen.

Papaya Smoothie mit Ananas und Zitrone

Zubereitungszeit: ca. 5 Minuten

Nährwertangaben:

- 224,8 kcal
- 23,8 Gramm Eiweiß
- 5,6 Gramm Fett
- 19,8 Gramm Kohlenhydrate

Zutaten:

- ✓ 60 Gramm Papaya
- ✓ 60 Gramm Ananas
- ✓ Saft einer Zitrone
- ✓ 20 Gramm Casein Pulver
- ✓ 150 Gramm Joghurt
- ✓ Süßstoff nach Bedarf

Zubereitung:

Alle Zutaten im Smoothie Maker oder Mixer zu einem cremigen Shake verarbeiten. Di solltest einige Kerne der Papaya auch mit in den Mixer geben, da diese gut für den Stoffwechsel sind und das Immunsystem auf natürliche Weise stärken.

Kuchen, Desserts, Pancakes und Riegel für Naschkatzen

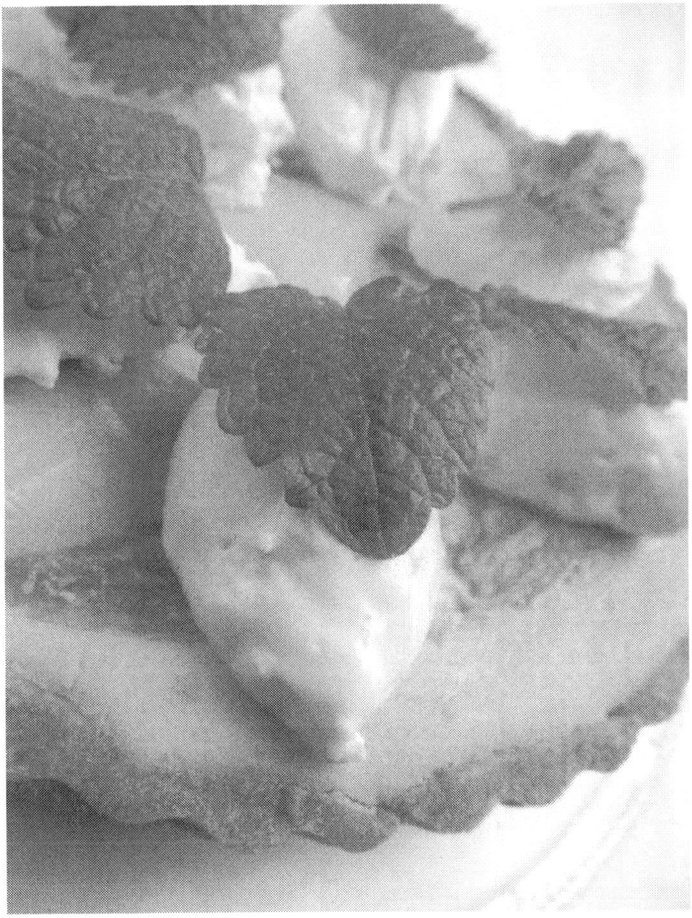

Auf dieses Kapitel haben sich alle Schleckermäuler und Naschkatzen sicher schon gefreut. Denn auch während Deiner Diät musst Du nicht auf Süßes verzichten. Im nachfolgenden Kapitel verraten wir Dir viele tolle Rezepte für Brot und Gebäck, Kuchen, Cremes, Desserts, Torten und Riegel, die Du hervorragend und ohne Reue in Deine Diät integrieren kannst.

Proteinreiches Brot ohne Mehl

Zubereitungszeit: ca. 75 Minuten

Das Brot ergibt etwa 12 Scheiben. 1 Scheibe enthält:

Nährwertangaben:

- 130,8 kcal
- 9,4 Gramm Eiweiß
- 5,9 Gramm Fett
- 9,8 Gramm Kohlenhydrate

Zutaten:

- ✓ 500 Gramm Magerquark
- ✓ 200 Gramm Mandelmehl
- ✓ 6 Eier
- ✓ 150 Gramm Backprotein mit Weinsteinbackpulver
- ✓ 4 EL Flohsamen
- ✓ 30 Gramm Sonnenblumenkerne
- ✓ 30 Gramm Kürbiskerne
- ✓ 20 Gramm Leinsamen geschrotet
- ✓ 20 Gramm Sesam schwarz
- ✓ 1/2 TL Himalaya Steinsalz

Zubereitung:

Den Magerquark mit den Eiern zu einem glatten Teig verrühren. Sämtliche trockene Zutaten gut miteinander vermischen und anschließend mit der Quark-Ei Masse zu einem schönen Brotteig verrühren. In eine mit Backpapier ausgelegte Springform mit den Maßen 30 cm x 11 cm füllen und den Ofen auf 170° Celsius Umluft vorheizen. Das Brot nun für 60 Minuten backen. Stäbchenprobe! Vor dem Anschneiden unbedingt gut auskühlen lassen, da das Eiweißbrot heiß noch sehr feucht sein kann. Das Brot bitte immer im Kühlschrank, am besten in ein Tuch geschlagen aufbewahren. Du kannst die Brotscheiben auch bequem portionsweise einfrieren und vor dem Verzehr kurz im Toaster aufbacken.

Eiweißbrötchen mit Chia und Flohsamen

Zubereitungszeit: ca. 40 Minuten

Das Rezept ergibt etwa 8 Brötchen. Ein Brötchen hat jeweils:

Nährwertangaben:

- 135,9 kcal
- 15,4 Gramm Eiweiß
- 6,2 Gramm Fett
- 4,5 Gramm Kohlenhydrate

Zutaten:

- ✓ 30 Gramm Chia Samen
- ✓ 15 Gramm Flohsamen
- ✓ 80 Gramm Eiweißpulver ohne Geschmack
- ✓ 8 Gramm Weinstein-Backpulver
- ✓ 150 Gramm Magerquark
- ✓ 2 Eier
- ✓ 80 Gramm Mandelmehl
- ✓ 100 ml Wasser
- ✓ 2 EL Sesam schwarz zum Bestreuen
- ✓ 1/2 TL Himalaya Steinsalz

Zubereitung:

Aus den Eiern, dem Wasser und dem Magerquark einen glatten Teig rühren. Die trockenen Zutaten alle gut miteinander vermischen und anschließend mit der Ei-Quark Masse vermengen. Den teig nun für gut 5 Minuten ruhen lassen und anschließend 8 gleichgroße Brötchen formen. Diese auf ein mit Backpapier ausgelegtes Backblech legen und mit dem schwarzen Sesam bestreuen, diesen etwas fest drücken. Den Backofen auf 180° Celsius Ober,- und Unterhitze vorheizen und die Brötchen für 25 Minuten backen. Die Brötchen im Kühlschrank aufbewahren oder einfrieren.

Low Carb Frühstücksbrot mit Birne, Zimt und Ingwer

Zubereitungszeit: ca. 65 Minuten

Dieses Rezept ergibt etwa 12 Scheiben Brot. Eine Scheibe enthält:

Nährwertangaben:

- 133,6 kcal
- 8,4 Gramm Eiweiß
- 8,9 Gramm Fett
- 4,4 Gramm Kohlenhydrate

Zutaten:

- ✓ 3 Eier
- ✓ 100 ml Sahne
- ✓ 150 ml Kokosmilch
- ✓ 50 Gramm Mandelmehl
- ✓ 50 Gramm Kokosmehl
- ✓ 50 Gramm Eiweißpulver
- ✓ 1/2 TL Zimtpulver
- ✓ 1/2 TL Ingwerpulver
- ✓ 150 Gramm Birne
- ✓ 50 Gramm Walnüsse fein gehackt
- ✓ 4 TL Xylit
- ✓ Stevia
- ✓ Xucker oder Süßstoff
- ✓ 1 Prise Himalaya Steinsalz

Zubereitung:

Aus den Eiern, der Sahne, der Kokosmilch und dem Süßstoff einen glatten Teig rühren. Die Birne fein raspeln und untermengen. Die trockenen Zutaten ebenfalls gut miteinander vermischen. Anschließend mit der Ei-Milch Masse vermengen und zu einem glatten Teig rühren. Das Backrohr auf 170° Celsius vorheizen. Die Masse in einem mit Backpapier ausgelegte Kastenform mit einer Länge von etwa 20 cm füllen. Bei Umluft für etwa 45 Minuten backen. Das Frühstücks-Brot bitte im Kühlschrank aufbewahren oder portionsweise einfrieren.

Low Carb Mango Kokos Brötchen

Zubereitungszeit: ca. 40 Minuten

Dieses Rezept ergibt 6 Brötchen. Ein Brötchen hat:

Nährwertangaben:

- 78,6 kcal
- 5,6 Gramm Eiweiß
- 3,9 Gramm Fett
- 5,2 Gramm Kohlenhydrate

Zutaten:

- ✓ 2 Eier
- ✓ 80 Gramm Joghurt
- ✓ 30 Gramm Mandelmehl
- ✓ 25 Gramm Kokosmehl
- ✓ 10 Gramm Kokosflocken
- ✓ Saft und Abrieb einer unbehandelten Limette
- ✓ 1 Messerspitze Natron
- ✓ 1 Prise Himalaya Steinsalz
- ✓ 20 Gramm Flohsamen
- ✓ 1/2 Mango
- ✓ 1 Spritzer Süßstoff

Zubereitung:

Eier, Joghurt, Zitronensaft und Abrieb mit dem Süßstoff glatt rühren. Die Mango schälen und passieren und mit der Joghurtmasse vermischen. Alle trockenen Zutaten vermengen und unter die Joghurtmasse einarbeiten und den Teig für 10 Minuten ruhen lassen. Den Ofen auf 170° Celsius vorheizen. Aus dem Teig mit feuchten Händen 6 gleichgroße Brötchen formen und auf ein mit Backpapier ausgelegtes Blech legen. Bei Umluft nun für 20 Minuten backen. Die Brötchen im Kühlschrank aufbewahren oder einfrieren.

Schoko-Nuss Muffins mit Minze

Zubereitungszeit: ca. 35 Minuten

Das Rezept ergibt 8 Muffins. Ein Muffin hat:

Nährwertangaben:

- 202,9 kcal
- 6,8 Gramm Eiweiß
- 17,4 Gramm Fett
- 4,9 Gramm Kohlenhydrate

Zutaten:

- ✓ 100 Gramm Xylit Schokolade zartbitter mit hohem Kakaoanteil
- ✓ 3 Eier
- ✓ 80 Gramm Butter
- ✓ 60 Gramm Mandelmehl
- ✓ 1 TL Weinstein Backpulver
- ✓ 3 Spritzer Süßstoff
- ✓ 2 EL Walnüsse gehackt
- ✓ 2 EL Minze gehackt
- ✓ 1 Prise Himalaya Steinsalz

Zubereitung:

Die schokolade zusammen mit der Butter über einem heißen Wasserbad schmelzen lassen. Die Eier mit dem Süßstoff schaumig schlagen. Nun alle Zutaten gut miteinander vermengen. In 8 Muffinförmchen füllen und den Ofen auf 170° Celsius vorheizen. Bei Ober,- und Unterhitze für 20 Minuten backen.

Cupcakes mit Beerentopping

Zubereitungszeit: ca. 30 Minuten

Das Rezept ergibt 8 Cupcakes. Ein Cupcake hat:

Nährwertangaben:

- 97,9 kcal
- 7,4 Gramm Eiweiß
- 6,4 Gramm Fett
- 2,5 Gramm Kohlenhydrate

Zutaten:

- ✓ 4 Eier
- ✓ 80 Gramm Mandelmehl
- ✓ 2 EL Joghurt
- ✓ 2 EL Xylit oder 3 Spritzer Süßstoff

Für das Topping:

- ✓ 8 Brombeeren als Garnitur
- ✓ 40 Gramm Blaubeeren
- ✓ 80 ml Sahne
- ✓ 1 Packung Sahnesteif
- ✓ 1 Spritzer Süßstoff

Zubereitung:

Die Eier trennen und das Eiweiß zu einem steifen Schnee schlagen. Die Dotter mit dem Joghurt und dem Süßstoff schaumig schlagen und das Mandelmehl einrühren. Den Eischnee unterheben und die Masse in 8 Muffinförmchen füllen. Das Backrohr auf 170° Celsius vorheizen und die Muffins für 15 Minuten bei Ober,- und Unterhitze backen. Die Muffins gut auskühlen lassen.
Die Sahne mit dem Sahnesteif schlagen. Die Blaubeeren mit dem Süßstoff pürieren und unterrühren. In einen Spritzsack füllen und als Topping auf die Muffins spritzen. Die Cupcakes nun mit einer Brombeere garnieren.

Schneller und simpler Low Carb Rührkuchen

Zubereitungszeit: ca. 60 Minuten

Das Rezept ergibt etwa 12 Portionen. Eine Portion hat:

Nährwertangaben:

- 203,7 kcal
- 7,4 Gramm Eiweiß
- 18,1 Gramm Fett
- 2,8 Gramm Kohlenhydrate

Zutaten:

- ✓ 4 Eier
- ✓ 120 Gramm Mandelmehl
- ✓ 60 Gramm Kokosmehl
- ✓ 150 Gramm Joghurt
- ✓ 200 Gramm Butter
- ✓ 1 Packung Weinstein Backpulver
- ✓ 1 Prise Himalaya Steinsalz
- ✓ Saft und Abrieb einer unbehandelten Zitrone
- ✓ 4 EL Xylit oder 4 Spritzer Süßstoff

Zubereitung:

Die Butter schaumig schlagen, die Eier hinzufügen, Joghurt untermischen und mit den restlichen Zutaten vermengen. In eine antihaft-beschichtete Gugelhupf Form füllen. Das Backrohr auf 170° Celsius vorheizen und den Kuchen für 50 Minuten bei Ober,- und Unterhitze backen. Stäbchenprobe!

Möhrenkuchen mit Zimt und Ingwer

Zubereitungszeit: ca. 60 Minuten

Das Rezept ergibt etwa 12 Portionen. Eine Portion hat:

Nährwertangaben:

- 232,7 kcal
- 10,3 Gramm Eiweiß
- 19,4 Gramm Fett
- 4,3 Gramm Kohlenhydrate

Zutaten:

- ✓ 4 Eier
- ✓ 200 Gramm Möhren fein gerieben
- ✓ 200 Gramm Mandelmehl
- ✓ 150 Gramm Nüsse nach Wahl - fein gerieben
- ✓ 1 Packung Weinstein Backpulver
- ✓ 1 Prise Himalaya Steinsalz
- ✓ 3 cm von der Ingwernolle fein gerieben
- ✓ 1 gute Prise Zimt
- ✓ 1 EL Kakao doppelt entölt
- ✓ 100 ml Kokosöl
- ✓ 4 EL Xylit oder 4 Spritzer Süßstoff

Zubereitung:

Die geraspelten Möhren gut ausdrücken und alles Zutaten gut miteinander vermengen. Den Teig im Mixer etwa 5 Minuten durchrühren. In eine eckige Springform mit den Maßen 20 cm x 30 cm füllen. Den Backofen auf 170° Celsius vorheizen. Den Kuchen für 45 Minuten bei Ober,- und Unterhitze backen. Stäbchenprobe.

Chia Pudding mit Banane

Zubereitungszeit: ca. 5 Minuten

Quellzeit: 8 bis 12 Stunden

Nährwertangaben:

- 178 kcal
- 10,6 Gramm Eiweiß
- 6,8 Gramm Fett
- 18,6 Gramm Kohlenhydrate

Zutaten:

- ✓ 1 EL Chia Samen
- ✓ 100 ml Sojamilch
- ✓ 15 Gramm Whey Pulver mit Schokogeschmack
- ✓ 1 Spritzer Süßstoff
- ✓ 1/2 Banane

Zubereitung:

Die Banane mit der Sojamilch pürieren. Das Whey Pulver unterheben und mit Süßstoff süßen. Die Chia Samen unterrühren und für mindestens 8 Stunden, am besten über Nacht ziehen lassen. Die Chia Samen benötigen viel Zeit um richtig aufzuquellen.

Papaya-Creme mit Cashew Nüssen

Zubereitungszeit: ca. 10 Minuten

Kühlzeit: mind. 4 Stunden

Nährwertangaben:

- 193,8 kcal
- 6,4 Gramm Eiweiß
- 14,2 Gramm Fett
- 10,1 Gramm Kohlenhydrate

Zutaten:

- ✓ 50 Gramm Papaya
- ✓ 1 EL Cashew Nüsse
- ✓ 1 EL Frischkäse
- ✓ 50 ml Sahne
- ✓ Saft und Abrieb einer unbehandelten Limette
- ✓ 1 Spritzer Süßstoff
- ✓ 2 Blatt Gelatine

Zubereitung:

Die Papaya pürieren und den Frischkäse untermengen. Die Cashew Nüsse in einer beschichteten Pfanne ohne Öl rösten und grob hacken. Unter die Papaya mengen. Die Sahne steif schlagen. Die Gelatine einweichen, ausdrücken und im warmen Limettensaft auflösen. Mit dem Abrieb vermengen und rasch unter die Papaya rühren, es sollten keine Klümpchen entstehen. Die Sahne vorsichtig unterheben und für 4 Stunden im Kühlschrank erkalten lassen.

Avokado Creme mit Vanille und Frischkäse

Zubereitungszeit: ca. 5 Minuten 1 Stunde Kühlzeit

Nährwertangaben:

- 240 kcal
- 21,7 Gramm Eiweiß
- 14 Gramm Fett
- 6,8 Gramm Kohlenhydrate

Zutaten:

- ✓ 1/2 Avokado
- ✓ 15 Gramm Whey Pulver mit Vanillegeschmack
- ✓ Mark einer viertel Vanilleschote
- ✓ 2 EL Frischkäse mit 0,2% Fett
- ✓ 1 Spritzer Süßstoff
- ✓ 50 Gramm Magerquark
- ✓ Saft einer halben Limette

Zubereitung:

Alle Zutaten mit dem Zauberstab oder im Standmixer bei niedriger Stufe mixen. Die Avokado kann auch mit der Gabel zerdrückt werden und die Zutaten mit dem Schneebesen untergerührt werden. Für eine Stunde im Kühlschrank ziehen lassen und genießen.

Pancakes mit Beeren und Frischkäse

Zubereitungszeit: ca. 15 Minuten

Dieses Rezept ergibt etwa 5 Pancakes. Ein Pfannkuchen hat:

Nährwertangaben:

- 151 kcal
- 16,2 Gramm Eiweiß
- 6,4 Gramm Fett
- 7,2 Gramm Kohlenhydrate

Zutaten:

- ✓ 4 Eier
- ✓ 50 Gramm Whey Pulver
- ✓ 1/2 TL Weinstein Backpulver
- ✓ 1 reife und süße Banane
- ✓ 2 EL Joghurt
- ✓ 1 EL Mandelmehl
- ✓ Kokosöl zum Bestreichen der Pfanne
- ✓ 4 EL Frischkäse
- ✓ 80 Gramm Beerenmix frisch oder TK
- ✓ Süßstoff nach Bedarf

Zubereitung:

Die Eier mit dem Whey Pulver, dem Backpulver, der Banane, dem Joghurt und dem Mandelmehl zu einem geschmeidigen Teig verarbeiten. Die Pfanne mit Kokosöl bestreichen und aus dem Teig etwa 5 Pancakes backen. Den Frischkäse mit etwas Süßstoff glatt rühren und die Beeren untermischen. Die Pancakes damit bestreichen und genießen.

Schoko-Nuss Pancakes mit Schokosauce

Zubereitungszeit: ca. 15 Minuten

Das Rezept ergibt 5 Pancakes. Ein Pancake hat:

Nährwertangaben:

- 157,2 kcal
- 14,2 Gramm Eiweiß
- 9,8 Gramm Fett
- 3,1 Gramm Kohlenhydrate

Zutaten:

- ✓ 4 Eier
- ✓ 50 Gramm Whey Pulver mit Schokogeschmack
- ✓ 1 EL Mandelmehl
- ✓ 1 EL Cashew Nüsse fein gehackt
- ✓ 1 EL Walnüsse fein gehackt
- ✓ 1/2 TL Weinstein Backpulver
- ✓ 1 Spritzer Süßstoff
- ✓ 2 EL Xylit Schokolade zartbitter mit hohem Kakaoanteil - fein gerieben
- ✓ 2 EL Sahne

Zubereitung:

Die Eier mit dem Mandelmehl, dem Whey Pulver und den Nüssen zu einem Teig rühren. Das Backpulver untermischen und mit Süßstoff abschmecken. In einer beschichteten Pfanne etwa 5 Pancakes von beiden Seiten backen. Die Xylit Schokolade mit der Sahne in einer Pfanne schmelzen lassen. (Lippenwarm). Die Pancakes damit übergießen und schlemmen.

Ananas Pancake mit Kokos

Zubereitungszeit: ca. 10 Minuten

Dieses Rezept ergibt 5 Pancakes. Ein Pancake hat:

Nährwertangaben:

- 111,8 kcal
- 10,4 Gramm Eiweiß
- 6,1 Gramm Fett
- 3,8 Gramm Kohlenhydrate

Zutaten:

- ✓ 4 Eier
- ✓ 60 Gramm Ananas
- ✓ 1 EL Frischkäse
- ✓ 1 EL Kokosmehl
- ✓ 1 EL Kokosflocken
- ✓ 30 Gramm Whey Pulver mit Vanille-Geschmack
- ✓ 1/2 TL Weinstein Backpulver
- ✓ Süßstoff nach Bedarf

Zubereitung:

Die Ananas pürieren und mit den restlichen Zutaten zu einem geschmeidigen, nicht zu flüssigen Teig verarbeiten. Nach Bedarf süßen und in einer beschichteten Pfanne zu 5 Pancakes herausbacken.

Low Carb Lava Cake - eine himmlische Verführung

Zubereitungszeit: ca. 7 Minuten

Gefrierzeit: 5 bis 12 Stunden

Nährwertangaben:

- 266,3 kcal
- 23,8 Gramm Eiweiß
- 17,9 Gramm Fett
- 2,5 Gramm Kohlenhydrate

Zutaten:

- ✓ 1 Ei
- ✓ 1 EL Kakaopulver doppelt entölt
- ✓ 15 Gramm Whey Pulver mit Schoko-Geschmack
- ✓ 1 EL Sahne
- ✓ 1 Messerspitze Weinstein Backpulver
- ✓ 1 kleine Prise Himalaya Steinsalz
- ✓ 1 EL Kokosöl
- ✓ 1 Spritzer Süßstoff

Zubereitung:

Alle Zutaten im Mixer zu einem geschmeidigen Teig verrühren. Die Masse am besten in eine kleine Runde Auflaufform oder Silikonform füllen. Diese sollte einen Durchmesser von 8 cm haben. Nun für etwa 5 Stunden, am besten aber über Nacht einfrieren. Den Ofen auf 180° Celsius vorheizen. Für 8 Minuten bei Ober,- und Unterhitze backen. Der Kern des Kuchens soll noch flüssig sein und wie Lava herauslaufen. Du kannst den Kuchen mit einer Kugel Low-Carb Vanilleeis oder eine, Klacks Sahne genießen. Er schmeckt aber auch pur mit einem Glas Milch einfach wunderbar.

Süßer Spargelsalat mit Erdbeeren

Zubereitungszeit: ca. 20 Minuten

Nährwertangaben:

- 70,4 kcal
- 5,1 Gramm Eiweiß
- 0,8 Gramm Fett
- 10,7 Gramm Kohlenhydrate

Zutaten:

- ✓ 4 Stangen Spargel grün
- ✓ 100 Gramm Erdbeeren
- ✓ 1/2 Bund Basilikum
- ✓ Mark einer halben Vanilleschote
- ✓ 1 EL Frischkäse 0,2% Fett
- ✓ 2 EL Kefir
- ✓ 2 TL Xylit oder Süßstoff nach Bedarf
- ✓ Saft einer Limette

Zubereitung:

Den Spargel für 12 Minuten in klarem Wasser weich kochen, eiskalt abschrecken und in 2 cm große Stück schneiden. Die Erdbeeren vierteln und den Basilikum grob hacken. Den Frischkäse mit dem Kefir, der Vanille und dem Süßstoff glatt rühren. Erdbeeren und Spargel damit marinieren. Anrichten und mit Limettensaft beträufeln. Optisch sehr schön und auch passend ist, wenn Du das Dessert mit etwas geschrotetem Pfeffer bestreust.

Eierflan mit Pomelo

Zubereitungszeit: ca. 45 Minuten

Nährwertangaben:

- 157 kcal
- 7,8 Gramm Eiweiß
- 11,8 Gramm Fett
- 4,9 Gramm Kohlenhydrate

Zutaten:

✓ 1 Ei
✓ 30 ml Sahne
✓ 20 ml fettarme Milch 0,3% Fett
✓ Mark einer viertel Vanilleschote
✓ 30 Gramm Pomelo
✓ 1 EL Xylit oder Süßstoff nach Bedarf

Zubereitung:

Das Ei trennen und das Eiweiß zu einem steifen Schnee schlagen. Die Milch mit der Sahne, dem Dotter, dem Vanillemark und dem Süßstoff verquirlen und den Eischnee vorsichtig unterheben. Die Pomelo gut schälen und von der Haut befreien, in kleine Stück schneiden und in eine kleine runde Auflaufform (Soufflee-Form) legen. Mit der Masse übergießen. Diese Form nun in eine mit Wasser gefüllte Bratpfanne stellen und in den auf 150° Celsius vorgeheizten Ofen schieben. Bei Umluft für 30 Minuten backen. Den Ofen während des Backens nicht öffnen.

Matcha Panna Cotta

Zubereitungszeit: ca. 10 Minuten

Kühlzeit: mind. 5 Stunden

Nährwertangaben:

- 328 kcal
- 6,9 Gramm Eiweiß
- 30 Gramm Fett
- 7,6 Gramm Kohlenhydrate

Zutaten:

- ✓ 150 ml Sahne
- ✓ 1 TL Matcha Pulver (spezielles japanisches Grüntee-Pulver)
- ✓ Mark einer halben Vanilleschote
- ✓ 1 EL Xylit oder Süßstoff nach Bedarf
- ✓ 2 Blatt Gelatine

Zubereitung:

Die Gelatine einweichen. Die Sahne mit dem Matcha Pulver, der Vanille und dem Süßstoff auf 70° Celsius erhitzen. Die Gelatine ausdrücken und in der Sahne auflösen. In ein Förmchen füllen und für etwa 5 Stunden kalt stellen.

Schoko-Bananentorte

Zubereitungszeit: 40 Minuten

Kühlzeit: mind. 8 Stunden

Dieses Rezept ist für etwa 12 Portionen. Ein Stück Torte hat:

Nährwertangaben:

- 234,6 kcal
- 5,3 Gramm Eiweiß
- 19,7 Gramm Fett
- 9,1 Gramm Kohlenhydrate

Für den Boden:

- ✓ 3 Eier
- ✓ 140 Gramm Mandelmehl
- ✓ 30 ml Kokosöl
- ✓ 1/2 Packung Weinstein Backpulver
- ✓ 1 EL Kakao doppelt entölt
- ✓ 2 EL Xylit oder Süßstoff nach Bedarf

Für die Creme:

- ✓ 100 Gramm Xylit Schokolade zartbitter
- ✓ 500 ml Sahne
- ✓ 8 Blatt Gelatine
- ✓ 3 EL Xylit oder 4 Spritzer flüssiger Süßstoff
- ✓ 3 Bananen süß und reif

Für die Glasur:

- ✓ 50 Gramm Xylit Schokolade zartbitter
- ✓ 30 Gramm Butter

Zubereitung:

Für den Boden die Eier mit dem Xylit oder Süßstoff schaumig schlagen. Mit dem Mandelmehl, dem Kokosöl, dem Weinstein Backpulver und dem Kakao vermengen. Den Teig in eine runde Springform mit einem Durchmesser von 26 cm füllen. Das Backrohr auf 170° Celsius vorheizen und den Teig bei Ober,- und Unterhitze für 25 Minuten backen. Den Kuchen aus dem Ofen nehmen und gut auskühlen lassen.
Für die Creme die Schokolade über einem heißen Wasserbad schmelzen lassen. Die Gelatine einweichen, ausdrücken und in der warmen Schokolade auflösen. Mit dem Schneebesen gut durchrühren, damit keine Klumpen entstehen. Die Sahne mit dem Süßstoff steif schlagen und die Schokolade zügig unterrühren. Den ausgekühlten Boden mit der in Scheiben geschnittenen Banane belegen und mit der Schokoladen-Creme bestreichen.
Für die Glasur die restliche Schokolade mit der Butter über heißem Wasserdampf schmelzen lassen, gut mit dem Schneebesen durchrühren und über die Torte gießen. Diese nun für mindestens 8 Stunden im Kühlschrank ziehen und stocken lassen.

Biskuit-Roulade mit Rhabarber Quark

Zubereitungszeit: ca. 40 Minuten

Das Rezept ergibt etwa 15 Portionen. 1 Stück hat:

Nährwertangaben:

- 102 kcal
- 8,8 Gramm Eiweiß
- 6,3 Gramm Fett
- 2,5 Gramm Kohlenhydrate

Für das Biskuit:

- ✓ 6 Eier
- ✓ 150 Gramm Mandelmehl
- ✓ 5 EL fettarme Milch
- ✓ 20 Gramm Flohsamen
- ✓ 2 EL Xylit oder 3 Spritzer Süßstoff

Für die Fülle:

- ✓ 300 Gramm Quark
- ✓ 300 Gramm Rhabarber
- ✓ 200 ml Sahne
- ✓ Saft einer Zitrone
- ✓ 10 Blatt Gelatine
- ✓ 4 EL Xylit oder 5 Spritzer Süßstoff

Zubereitung:

Für das Biskuit die Eier trennen und das Eiweiß zu einem steifen Schnee schlagen. Die Dotter mit der Milch verrühren, das Mandelmehl mit den Flohsamen und dem Süßstoff einrühren und den Schnee vorsichtig unterheben. Die Masse auf ein Backpapier streichen und auf ein Backblech legen. Den Ofen auf 170° Celsius vorheizen. Bei Ober,- und Unterhitze für 15 Minuten backen. Aus dem Ofen nehmen und sofort mit einem feuchten Geschirrtuch bedecken und zu einer Rolle formen.
Für die Creme die Sahne steif schlagen. Den Rhabarber schälen und in kleine Stücke schneiden und unter den Quark mit dem Xylit oder Süßstoff rühren. Die Gelatine einweichen, ausdrücken und im erwärmten Zitronensaft auflösen. Diese nun zügig in den Quark einrühren und die Sahne unterheben. Den Biskuit wieder ausrollen, mit dem Quark bestreichen und vorsichtig wieder einrollen. Falls Creme übrig bleibt, kannst Du die Rolle auch von außen damit bestreichen.

Nussiger Protein-Riegel

Zubereitungszeit: 20 Minuten

Kühlzeit: etwa 5 Stunden

Dieses Rezept ergibt 6 Riegel. Ein Riegel hat:

Nährwertangaben:

- 395,9 kcal
- 4,9 Gramm Eiweiß
- 35,6 Gramm Fett
- 13,9 Gramm Kohlenhydrate

Zutaten:

- ✓ 60 Gramm Mandeln
- ✓ 60 Gramm Walnüsse
- ✓ 20 Gramm Pekannüsse
- ✓ 100 ml Kokosöl
- ✓ 2 EL Haselnüsse
- ✓ 40 Gramm Kokosraspeln
- ✓ 2 Rippen Xylit Schokolade zartbitter (ca. 20 Gramm)
- ✓ 50 Gramm Cranberries getrocknet

Zubereitung:

Die Haselnüsse mit 2 EL Kokosöl im Mörser oder Mixer zu einem feinen, klebrigen Mus verarbeiten. Die restlichen Nüsse in einer beschichteten Pfanne ohne Öl rösten und in den Mixer geben. Nun die Cranberries ebenfalls in den Mixer geben und auf mittlerer Stufe laufen lassen. Das Mus aus Haselnüssen und das restliche Kokosöl mit den Kokosraspeln hinzu geben. Die Schokolade über einem Wasserbad verflüssigen, die Nussmasse hineinrühren und auf ein Blech streichen. Im Kühlschrank für 4 Stunden erkalten lassen und mit einem scharfen Messer in gleichmäßige Riegel schneiden.

Power-Riegel mit Kürbiskernen und Sesam

Zubereitungszeit: ca. 20 Minuten

Kühlzeit: etwa 2 Stunden

Das Rezept ergibt 6 Riegel. Ein Riegel hat:

Nährwertangaben:

- 277 kcal
- 9,8 Gramm Eiweiß
- 17,1 Gramm Fett
- 21 Gramm Kohlenhydrate

Zutaten:

- ✓ 100 Gramm Haferflocken
- ✓ 15 Gramm Kokosraspeln
- ✓ 100 Gramm Kürbiskerne
- ✓ 10 Gramm Sesam hell
- ✓ 10 Gramm Sesam schwarz
- ✓ 50 Gramm Erdnussbutter ohne Zuckerzusatz
- ✓ 2 EL Xylit oder Süßstoff
- ✓ 20 Gramm Walnüsse
- ✓ 50 Gramm Datteln ohne Kern

Zubereitung:

Die Nüsse und Kerne in einer beschichteten Pfanne ohne Öl rösten. Die Erdnussbutter über einem Wasserbad verflüssigen. Die Nüsse und Kerne, sowie die Datteln grob hacken und mit der Erdnussbutter vermengen. Mit Xylit oder Süßstoff abschmecken und gleichmäßig auf ein Backpapier streichen. Im Kühlschrank nun für 2 Stunden erkalten lassen und mit dem Messer in 6 gleichgroße Riegel schneiden.

Zum Abschluss

Mit einem ausgewogenen Training, der richtigen Ernährung und ganz viel Disziplin und Motivation kann nun dem Weg zum Traum-Body nichts mehr im Wege stehen. Achte darauf, dass Du Dein Trainingsprogramm und auch Deinen Ernährungsplan immer Deinem aktuellen Status anpasst. Die Waage ist Dein Freund und hilft Dir dabei, Dein Gewicht und Deine Fortschritte ständig im Auge zu behalten. Mit unseren tollen Rezepten wird es Dir sicher nicht schwer fallen, Dich gesund zu ernähren. Wir wünschen Dir viel Erfolg auf Deinem Weg zu einem gesunden und wohlgeformten Körper.

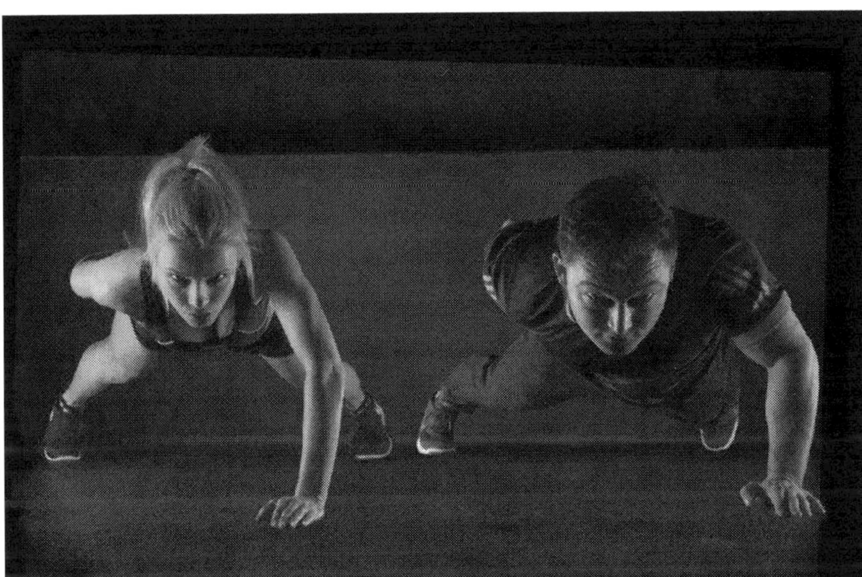

Fitenss, Fitenss Fitness

Impressum:

Auflage (Erstauflage 2017)

Umschlaggestaltung, Illustration:

ILM Beratungs und Vertriebs Ltd.

Lektorat, Korrektorat: *ILM Beratungs und Vertriebs Ltd*.

Kontakt: bksl@gmx.at

Taschenbuch

KDN-ISBN: 9781549527333

e-book

ASIN:

Haftungsausschluss

Die Inhalte wurden mit größtmöglicher Sorgfalt erstellt. Der Autor übernimmt jedoch keine Gewähr für die Richtigkeit und Vollständigkeit der hier befindlichen Informationen sowie bereitgestellten Inhalte.

Urheber- und Kennzeichenrecht

Bei den Inhalten die erstellt wurden, werden die Urheberrechte Dritter beachtet. Insbesondere werden Inhalte und Rechte Dritter als solche gekennzeichnet.

Sollte der Nutzer trotzdem auf eine Urheberrechtsverletzung aufmerksam werden, bitten wir um einen entsprechenden Hinweis. Bei Bekanntwerden von Rechtsverletzungen werden wir derartige Inhalte umgehend entfernen.

Etwaige Bilder: Privatarchiv,Pixabay.com,

Printed in Poland
by Amazon Fulfillment
Poland Sp. z o.o., Wrocław

50150331R00078